はじめに

　世界を見渡すと本当の意味で平和は訪れていません。戦争のツールのひとつに、細菌兵器、つまり病原体（細菌）を用いた細菌戦というものがあります。かつての日本の軍隊（７３１部隊）によって、実際に用いられました。この「兵器」は当事者の軍隊・軍人だけではなく、多くの一般市民を巻き込む大量感染を起こし、とても残酷な結果をもたらします。それこそが細菌を使った「兵器」なのです。

　平和を希求する私たちは、決してそういう「兵器」を使ってはいけないし、使わせてもいけません。そのためには細菌兵器がどういうものかを一人一人の市民がきちんと理解し、異変を敏感に察知して押さえ込めるだけの知恵を持っておかなければならないと思います。

　細菌兵器・化学兵器は、殺傷能力は高いが、核兵器の開発・製造に比べて、材料の入手や製造そのものが容易なことから、「貧者の核兵器」と呼ばれ、現在でも私たちの生活を脅かす可能性があります。

わが国でも、カルト集団「オウム真理教」により、1995年3月20日、一般市民をターゲットにした無差別テロ事件である「地下鉄サリン事件」が起き、多くの犠牲者を出しました。化学兵器として「サリン」を用いたこの事件は、日本の犯罪史上ではもちろんのこと、世界でも稀な例であり、今でもそのときの後遺症に苦しむ方がいます。

カルト集団は、自分たちの目的を達成するためには手段を選びません。そういう集団は現在も点々と世の中に存在します。オウム真理教では、当時、サリンを含め猛毒ガスの他に、「細菌兵器」の開発も進め、バイオテロを企てていたようです。

私は、たまたま人生の中で、この二つの事案に関わりました。旧日本軍・731部隊による細菌戦の賠償請求訴訟においては、細菌学者としてその検証に関わり、オウム真理教については、教団の拠点施設であったサティアンの一つに捜査員と共に立ち入り、細菌兵器の開発・製造の可能性について検証するという経験をしました。幸いなことに、彼らの開発レベルは「兵器」にまでは至っていなかったといえます。

さて、今回の新型コロナ感染症（以下、ＣＯＶＩＤ－19）は、１００年前の「スペインかぜ」と同様に、感染症が社会に及ぼす影響や感染拡大のあり方という面で、共通する部分があります。私たちがその歴史をきちんと知り、理解することは、ＣＯＶＩＤ－19の後にも発生するであろう新たな感染症においても、正しい対応の仕方につながると考えます。

今回、ＣＯＶＩＤ－19という新しい感染症に遭遇したことをきっかけに、感染症の本質、感染症に対する正しい理解を現代の人に伝えておかなければならないと思いました。

そもそも私が本を出したいと考えた原点は、そこにありました。しかし、私と同じく７３１部隊裁判に関わった方の多くは、既にこの世にいらっしゃらなくなろうとしています。また、オウム真理教による細菌兵器の研究も、決してフィクションではなく、忘れてはいけない過去の歴史です。ＣＯＶＩＤ－19の蔓延を機に、これらの出来事を振り返り、実際に体験した者の一人として、是非とも、後生の方に伝え残していかなければならないと感じました。

中村明子（元国立予防衛生研究所・感染症疫学者）

731とオウムと新型コロナ　目次

第1章 オウム真理教教団内で真面目に考えられていた「細菌戦」

第2章 中国でのペスト流行と日本軍による細菌戦

第4章 世界中を震撼させたスペインかぜ

第5章 感染災害～COVID-19の戦略～

第1章

オウム真理教教団内で真面目に考えられていた「細菌戦」

オウム真理教による地下鉄サリン事件から26年になる。２０２０年3月には、サリンによる低酸素脳症で25年間にわたり闘病生活を送っていた女性が亡くなった。

サティアンの捜査に協力

私は国立予防衛生研究所（略称「予研」。現・国立感染症研究所）に勤務するなかで様々な事柄に関わることができ、それらはとても貴重な経験であった。なかでも、定年間近の最後の仕事は、カルト集団・オウム真理教（以下、オウム）の強制捜査に協力するというもので、捜査員らに同行して山梨県上九一色村（現・南都留郡富士河口湖町）にあったオウムの教団施設「サティアン」の調査を行なった。

当時、オウムの信者たちは、地下鉄サリン事件の前にも、市中に出てきては危険な行為をしていた疑いがいくつもあった。その中には、東京下町の亀戸でビルの屋上から炭疽菌をばらまくなどの、細菌を用いた行為も含まれていた。

信者らの活動は日に日に過激化し、ついには１９９５年3月20日、朝の通勤時間帯の東京・霞ケ関駅を通過する複数の地下鉄車両で、同時多発的に猛毒の神経ガス・サリンを散布した。これが日本初の化学兵器による無差別テロ「地下鉄サリン事件」で、死者13人、負傷者５８００人以上という甚大な被害をもたらした。

この教団が市民生活を攪乱するのを、国としても黙って見ているわけにいかなかった。オウムが一体何をやっていたのか、化学兵器の開発以外にも危険な菌を用いた細菌兵器の開発をしていたのではないか、という疑いを明らかにするために、細菌の専門家の協力のもとサティアンの強制捜査が行なわれることになった。

私に任されたのは化学物質のサリンではなく、細菌であった。オウムの信者らが街中でばらまいたとされたボツリヌス菌や炭疽菌の証拠を探すための捜査官に対するアドバイスを行うとともに、サティアンで押収した証拠品（検体）を予研に持ち帰り、検査を行うという大役を任されたのである。

予研の細菌部門は、当時、細菌感染症について調べられる唯一の国家組織であったから、この役目を受けるのは当然であったともいえる。ただ、サティアン内に何らかの菌が残されていたとしても、信者らが使ったとされるものが炭疽菌なのか、あるいはボツリヌス菌なのか、現場ですぐに答えを出すことはできない。したがって、現地では、サティアンの施設に残された残留物や薬品類などを調査し、検査が必要なものを押収物として研究所に持ち帰り、直ちに検査に着手することになったのである。

当時の私は、定年の1年前。60歳で、役職は、国立予防衛生研究所細菌部ファージ型別室室長であった。

ファージ型別というのは、細菌の分類および細菌感染症の疫学に使われる研究手段の一つで、各国に一か所拠点が設置されていて、日本ではそれが国立感染症研究所（当時は国立予防衛生研究所）であった。国際微生物学会が開催される際に、世界各国のファージ型別の責任者が開催国に集まり、情報交換や研究成果の報告を行う。私も現役のときには日本代表として出席し、日本の状況を報告するとともに、各国の責任者達と情報交換を行なっていた。

ファージ（もしくはバクテリオファージ）は細菌を宿主とするウイルスで、ある範囲内で特定の細菌のみを溶かす性質を持っている。その性質を利用して細菌感染症の疫学調査を行うのがファージ型別である。つまり、流行している感染症の原因（菌）は何であるのか、ファージを使って調べることができる。私はファージ型別を業務としていたので、感染症の発生状況を解明する研究手段を駆使できる立場にあった。

被害との因果関係を調べる手段として疫学調査はきわめて重要である。それゆえに、私にとって、「オウムの施設の調査は君がやれ」という研究所長からの〝業務命令〟は、細菌学および疫学研究の専門家として認められたのだと思えて、責任の重さをひしひしと感じたものである。

サティアンに入るまで、準備の余裕はまったくなかった。時系列のメモ（18頁）に記したとおり、１９９５年4月27日、警視庁の担当官らが予研に来所し、研究所長に協力を要請した。所長は4月30日に協力要請を許諾し、私を指名した。その後、私は、警視庁捜査一課において、現地調査のための事前講義と注意事項について講義を行なった（詳しくは21頁警視庁捜査第一課での講義を参照）。５月２日には、山梨県上

捜査協力前後の時系列のメモ

年月日	
１９９５年	
3月２０日	地下鉄サリン事件 （この年の１月に阪神淡路震災があった）
3月２２日	教団施設への強制捜査が開始された
4月２７日	細菌関係の捜査への協力依頼のため警視庁科学捜査研究所法医科長が来所
4月２７日～ 5月１日	渡辺細菌部長と対応方法を検討し、協力依頼を受諾。 警視庁で捜査員らに事前講義を行う
5月２日	午前８時、警視庁科学捜査班のマイクロバスで山梨県上九一色村富士ヶ嶺へ出発。 オウム真理教施設第 10 サティアン内に入り内部状況を調査。細菌、リケッチア、ウイルス等の培養施設の捜査に協力。 → 76 品目押収（試薬類） →夜８時に予研へ戻り、所長に報告。
5月３日～	警視庁へ報告。この日から数日間、予研の細菌部研究室にこもり、押収品を精査し、検査結果について鑑定書を作成する。
5月６日	東西線車輛内の細菌汚染検査の依頼を受ける→中村、島田両室長が協力。２ヶ所６検体採取。 予研にて細菌培養→判定（結果は陰性であった）
5月８日	上記結果の報告（40 頁「試験検査成績報告書）

九一色村、第10サティアンの現地調査が実施された。これらすべてが研究所に協力要請があってからわずか数日間の出来事であった。

人間〝カナリヤ〟なんですね⁉

私の同行した第10サティアンの捜査に先立って実施された１９９５年3月22日の強制捜査では、施設内に信者らが扱っていたサリンなどの毒物が残っている可能性が考えられた。そのため、毒物検知用のカナリヤが持ち込まれた。カナリヤはサリンなどの毒ガスに感受性が高いということで使われたのである。カナリヤが死ぬかどうか、異常を起こすかどうかをみるために、捜査員がカナリヤの入った鳥かごを携えて教団施設内に入る様子がテレビで放映されていた。

サティアンの中に入ることになったとき、「私はカナリヤですね？」と上司に言ったのを覚えている。

教団施設の捜査が始まった時点で、サティアン内部の状況についての情報はまったく無かった。施設内に化学物質や細菌が存在しているのか否もわからない状況で捜査に入るのであるから、安全だという保証はない。健康被害を受けるおそれもあった。

しかし、施設内部の状況を専門家の誰かが確認する必要があった。私はその役割を担うべきであると思い、不安も迷いも抱くことは無かった。細菌研究者としての好奇心もあった。細菌などの微生物は、たとえボツリヌス菌であろうと炭疽菌であろうと、取り扱い方さえきちんとしていれば怖いものではない。細菌の取り扱いに関しては自信があった。

警視庁捜査第一課での講義

警視庁の捜査員とともにサティアンの中に入ることが決定したあと、警視庁の要請を受けて、現地の捜査に当たる警視庁捜査第一課の職員に対して講義を行なった。

サティアンの施設内には細菌類や化学薬品類が残されている可能性がある。捜査のために施設内に入る捜査員らの健康や命を守るために、細菌学や化学的な予備知識を身につけてもらうとともに、私たち押収物の検査を担当する側からの要望事項も事前に伝えておく必要があったからだ。

講義のために警視庁に入る際は、テレビや新聞などのメディアに勘付かれないように、私服警官に守られながら入庁した。

部屋に入ると、捜査員など１００人以上の関係者がいた。屈強な捜査員といえども、細菌に関しては素人である。彼らの安全のためにオウムの信者らがばらまいたとされた炭疽菌やボツリヌス菌を中心に、その細菌学および疫学を伝えるだけでなく、実際にサティアンの施設内に入ったときに注意すべきことや行動についても講義した。

それまでに判明していた情報をもとに、「信者が扱っていたと思われる菌はこういう菌だ」という話、「こういうものがある可能性もある」「サティアンの中にこの細菌があったらこうする」「細菌がどういう状態だったらこうする」「素手で扱うと危ないのでこうする」といった、細菌の扱い方や注意点などを詳細に伝えた。これらの細菌が市中でばらまかれた場合に想定される被害についても説明した。さらに、感染の可能性もあるので、感染予防対策のための消毒についても講義した。

迷彩服に身を包み、いざ現場へ

5月2日、捜査協力のためにいよいよ現地に出向くことになった。極秘での協力であったので、研究所内で私の行動を知っているのは研究所長など上司だけという状況であった。

当日の早朝5時、警視庁の担当者が私の家まで迎えに来られたが、周囲に気付かれないように普通の乗用車であった。私の乗った車は前後を警備の車に守られながら、教団施設の拠点があった「富士ケ嶺」（山梨県西八代郡上九一色村、現・南都留郡富士河口湖町）に向かった。その地区は山梨県と静岡県の県境にあり、自宅からは2時間ほどであった。

上九一色村の役場に着いた私たち捜索員は、迷彩服に着替えたあと、直ちに捜査に当たっての打ち合わせを行なった。打ち合わせの内容は、現場で重点的に調べる箇所と押収すべき物品、その物品（検査すべき検体など）の取り扱い上の注意など詳細にわたった。打ち合わせのあと、8時か9時頃に教団施設に入った。施設内部の状況確認などには昼の12時近くまでかかった。その後、再び役場に戻ったが昼食を取った記憶はまったくないので、かなり集中した作業であったと思われる。

施設内部の捜査は午後も続けられ、研究所に戻ったのは夜の8時頃であった。研究所には所長が待機されていて、早速報告したのを覚えている。

翌5月3日は警視庁に報告に行き、その後、直ちに研究所に戻り押収物の検査に着手した。

現地での捜査の際になぜ迷彩服を着たのか、その理由は簡単である。調査に入った私たちが白衣を着ていれば、「何らかの専門家」が調査に入ったことがメディアにばれてしまう。迷彩服であれば、その地域を警備している自衛隊員と区別がつかず紛れることができるからだ。しかし、私は背が低く寸詰まりの人間なので、適当なサイズの迷彩服は無い。「これを着てください」と帽子からズボンまで渡され、あちこち折り曲げて、なんとか着ることはできたが大変苦労したのを覚えている。服がダブダブなことは現場に入るとすっかりどこかに行った。

余談になるが、私が捜査協力に行くことを知っていたのは所長や上司だけではあったものの、役場からサティアンまで歩くところは報道され、迷彩服を着た背の低い人間をテレビで見た同僚に「あれ中村さんだよね。すぐわかったよ」と言われた。

現場で証拠の押収作業を指揮

村役場での打ち合わせのあと、捜査員とともに施設に入ったが、捜査員の皆さんとのコミュニケーションをスムーズにとることができたのは、事前に行なった講義のおかげであった。押収する物的証拠や資料などを選定するときも、「この薬品棚から、あれを押収してください」「この機械からこれを押収してください」などといった指示が伝わりやすかったのを覚えている。広いサティアンの中では、専門家だけでの作業は不可能で、皆の協力が必要であった。

現場での捜査では、例えば、薬品棚に残っている薬品の減り具合が重要であることを講義で話していた。捜査員から「先生、あの薬品棚には減っている薬品がありますが押収しましょうか？」とか、「先生、押収の方法はこれでいいですか？」など、一つひとつ確認しながら押収品が選定された。コミュニケーションを取りながらの押収作業はスムーズに進み、レベルの高い捜査が行なわれた。捜査員の方々は捜査のプロではあるが細菌に関する専門家ではない。しかし専門家の下で動こうという意識は高く、統制がとれていたのには感銘を受けた。結果的に、きわめて効率的に証拠品の押収ができたのである。

教団施設に入る直前までは、私は勿論のこと、捜査員の方たちも誰一人、中を見たことがないために不安を抱いていたはずである。しかし、細菌とその取り扱いに関する知識を持っていれば、現場では適切な行動をとることができ、無用な心配をしないで済む、ということが証明された。私はこの作業を通して、「この人たちは本当のプロなんだ!」と、再確認させられた。

〝猫級〟ネズミが走り回るサティアン

当時、第7サティアンでは神経ガスのサリンを扱い、第10サティアンでは細菌などの微生物を扱っていたと推察されていた。実際に施設内部を見ると、第10サティアンの施設内部はかなり広かった。教団幹部はそれぞれの個室を使用していたと思われ、中には「厚生大臣の部屋」と名付けられた部屋もあり、部屋の前には「厚生大臣の履物」と書かれたプレートもあった。この施設のなかで、実際に細菌培養などの実験が行なわれていたのは明らかであった。

危険な細菌を扱っていた形跡には驚かされたが、施設の不潔な状況にはさらに驚かされた。建物の横のゴミ捨て場には缶詰の空き缶が山のように積まれており、その残り物を求めてネズミが走り回っていた。そのネズミは猫並みの大きさで、「こんな大きなネズミは見たことがないね。これでは猫のほうが怖がるね」と話したのを思い出す。

施設内からも、オウム真理教の信者たちが不潔な環境のなかで、偏った食生活を送りながら共同生活を送っている実態を知ることができた。

ひとり残された〝案内役〟

私たちが強制捜査に入ったとき、信者たちは皆逃げ出したあとで、施設内にはひとりの男性信者だけが残っていた。彼は京都大学出身の信者で、私たち捜査員に対する説明者として残されていたのである。「ここはこんな部屋。この部屋でやっているのはこんなこと……」などと私たちに説明してくれた。

私は「あなたのような高学歴の人が、なんでこういう生活をするようになったの？」と聞いた。すると彼は、「我々は狙われている！」というではないか。「何に狙われているの？」と聞くと、「空から自分たちを殺そうとしている勢力がいる！」と、真面目な顔で話すのには驚いた。私が思わず、「それを本当に信じているの？」と聞いたところ、彼は「信じています！」ときっぱり答えたのである。

信者たちは、皆、マインドコントロールされ、生活していたのだ。「厚生大臣の部屋」などと、大学出の大人たちが真面目に考えて生活をしている実態を目の当たりにして、「カルト集団の怖さ」を見せつけられたのである。

最先端と古びた機器がごっちゃに

私たちが確認したかぎりでは、「細菌培養」に使われた可能性のある施設内の部屋に、生きている細菌は残っていなかった。通常、実験などで使ったあとの細菌は「高圧滅菌器」で滅菌し処理する。「高圧滅菌」とは、蒸気で1気圧よりちょっと高い圧をかけ、135℃の高温で菌を死滅させる機器である。細菌の中には、芽胞という殻に閉じ込められた状態で100℃では死滅しない菌が存在している。炭疽菌はこのような菌で、100℃では死滅しない。菌を死滅させるためには、気圧をかけ、温度を上げなければならない。

信者らは、すべての菌を高圧滅菌器で殺していた。施設内に生きた菌は見つからなかったが、高圧滅菌器の中にはプレパラートが残されていた。

プレパラートは、細菌を顕微鏡で観察するために用いる長方形のガラス板である。このガラス板に、試料（観察したい細菌）を塗り付けたあとに、染色液で細菌を染めるのである。現場に残されていたプレパラートは、何枚も重ねられた状態でアルミホイルに包まれており、そのアルミホイルの包みが高圧滅菌機の中に残されていた。プレパラートの他には、寒天培地の入ったシャーレも残されていた。

シャーレとは、円形の、ガラス製の蓋つき容器で、細菌を培養するのに用いられる。プレパラートやシャーレが残されていたのは、それらを高圧滅菌機から取り出して捨てるまでの、時間的余裕がなかったためであろう。

信者らが逃げ出したあとの状況を見たときに、そのまま放り出して逃げることもできたはずなのに、マインドコントロールされた信者らにも、科学に携わる者としての良心が残っていたのであろうか、と、複雑な感想を抱いた。しかし、信者らが逃げる前に滅菌という行為を行なったのは、実際のところは証拠隠滅のためだったのかもしれない。

捜査の際に証拠品として押収したのは、残されていたプレパラートの包みだけである。プレパラートの上の細菌は、加熱しても残っているので、そこから何らかの情報を得ることができるであろう、と推察したためだ。

シャーレは押収しなかった。シャーレ内には寒天培地が加熱によって溶解し、それが再び固まった状態で残ってはいたが、菌の性状を確認することは不可能だと判断した。

施設内には孵卵器もあった。孵卵器は、寒天培地などに塗り付けた細菌を増やすための機器である。この機器の中で、細菌が増えるために必要な条件の一つである「温度」を一定に保つ。室温では温度が不安定なので適切でないため孵卵器が使われるのである。

細菌を増やすためには「液体培地」と呼ばれる液状の培地も用いられる。これは菌の増殖を促すための栄養素を含んだスープのような培地で、ブイヨンとも呼ばれている。ブイヨンで細菌を増やすときは、ガラスのフラスコを用いることが多い。フラスコを用いて細菌を増やす際には、「振盪培養機」を使う方法もある。振盪培養機に設置したフラスコを、前後または横に自動的に揺らしながら培養する。振盪させて培養すると、空気が送りこまれるために、より早いスピードで菌が増殖するのである。この培養は、液体振盪培養といわれ、当時としては新しい方法であった。

振盪培養機は、日本の代表的研究所である予研ですら手に入れることが難しかった。だから、サティアンでこれが使用されている状況を目の当たりにしたときは、「国の研究所でも手に入らないような高価な機器を、彼らは持っている！」と、大変驚いた。どこで、どのような方法で手に入れたのであろうか、不思議であった。サティアンでは、こうした新しい機器を使っている一方で、設備は汚く古びていた。このアンバランスな状態にも違和感を覚えた。

その当時、一般の細菌実験室はクリーンベンチ（無菌箱）を使用していた。クリーンベンチは、無菌状態が維持できる機器であり、その中で実験の操作をするのが通例であった。しかし、サティアンには、そのクリーンベンチは無く、使われた形跡もなかった。教団内で細菌を扱う人は、ピペットを口で扱い、菌を吸い込む可能性のある操作を〝普通のテーブルの上で、オープンの状態〟で行なっていた。
しかし、あの時代にこうした最新の機器を入手するのは、海外とのつながりがないと不可能だったはずだが、どことつながっていたのだろうか。高価な機器を買うための潤沢な資金はどこから出ていたのか。このあたりのことが追及されぬまま終わってしまったのが、ひとつ心残りになっている。

ところで、「滅菌」と「殺菌」の違いについて触れておく。「殺菌」とは、特定の細菌やウイルスをある程度死滅させることで、その程度に決まりは無い。一方、「滅菌」とは、すべての細菌やウイルスを完全に死滅させることである。

意外と少なかった〝押収物〟

押収した物品は、高圧滅菌器内のプレパラートと、薬品棚に並んでいた薬品類であった。全部で60検体、76品目が押収された。

押収品が少ないのを意外に思う人もいるのではなかろうか。しかし、今回の捜査は、オウム真理教の〝細菌兵器〟の実験、製造の根拠およびその証拠を見つけ出すための捜査だった。そのために必要なものに焦点を当て、探し出して押収した結果である。

現場では捜査員に、先に書いたように「これを押収してください」、「あれを押収してください」と指示を出し、「これは検体ナンバー1にしましょう」、「これをナンバー2にしましょう」とナンバリングについても指示し、リストを作った。そして、すべての押収品を予研に持ち帰った。

押収する際に特に注目したのは、薬品棚にあった培地や薬品の「減り具合」であった。特定の薬品や培地が減っている場合は、教団内部でこれらの薬品に関連のある作業を行なった可能性を推察できる。

ボツリヌス菌の培養に使用する特殊な培地にクックドミート培地があるが、薬品棚の中で、この培地の減少は突出していた。このことから、ボツリヌス菌が教団内で扱われていたことが強く疑われた。

結核菌の培養には小川培地が使われるが、小川培地は全然減っていなかった。結核菌は増殖に時間がかかる細菌である。ボツリヌス菌や炭疽菌は一晩あれば簡単に増殖するが、結核菌は24時間から48時間が必要である。増えるのに時間と手間のかかる細菌は、犯罪者側にとっては扱い難い菌だといえる。

教団では、世の中を混乱させるための手段に細菌を使うために、最適なものを探す必要があったに違いない。教団に所属していた東大や京大出身の若い信者達は、生物兵器として利用するには、結核菌よりも、ボツリヌス菌や炭疽菌を使用する方が適切である、と考えて、これらの細菌を選んだに違いない。

信者らが勉強していた本

信者らが生活していた部屋には、微生物学や細菌学に関する参考書も残されていた。彼らが参考にしていた本は、理系大学生が大学の実習で使うような微生物の参考書の類いであった。参考書の中には、予研で私たちが作ったテキストや、国際的に有名な細菌学者で、私の上司でもあった坂崎利一先生の『細菌培地学講座』という細菌の分類に関する本もあった。彼らが参考にしていたと思われる文献の中に、欧文の資料はほとんど見られず、ほとんどが日本語の文献であった。

参考書は30冊程度であった。細菌を扱っていた彼らのレベルは高いとは言えなかった。

教団の信者である若者が、細菌の扱い方などについて勉強しながら、「一般市民を救うため」と言いながら、教団トップの命令に盲目的にしたがって、菌をばら撒いた行為を理解するのはほとんど不可能である。

〝かんづめ〟状態で再現実験と鑑定書づくり

サティアンから都内の研究所に戻ってきたのは夜の8時頃であった。我々が戻ってくるのを待っていた所長に報告した。翌5月3日には警視庁に行き、捜査概要について報告した。

警視庁から予研に戻ると、サティアンから押収してきた60検体について、一つひとつを顕微鏡で観察して調べ、教団が行なっていたと想定される実験を含めて鑑定書を作成した。

これは「極秘任務」だったので、すべての作業は職場の同僚にも知られないように行なった。鑑定のための実験を行なったのは、職員がほとんど出勤していないゴールデンウィーク期間中だった。私はひとり無菌室に籠もって、プレパラートなどの押収品を詳細に検査した。

予研に持ち帰った検体は、いずれも滅菌されており、生きた細菌は存在していない。しかし、その条件の中で、教団の細菌兵器開発の実態を明らかにしなければならない。高圧滅菌器で滅菌されたプレパラート上には、染色した細菌が、しかも、見たこともない、変形した細菌が残っていた。

我々は通常、実験が終わったあと、プレパラートごと滅菌する。そして、滅菌後のプレパラートを再び観察することはない。今回の鑑定作業に関わったおかげで、滅菌後の菌を観察する貴重な機会を持つことができた。顕微鏡の視野の中に、見たこともない、変形した細菌が現れたときは、すっかり興奮した。

サティアンの内部に立ち入って捜査したにもかかわらず、彼らが使っていた細菌を直接説明できる証拠も情報も無かったから、プレパラートの観察から得られた情報は貴重であった。

サティアン内部に彼らが残したプレパラートから得られた情報をもとに、再現実験を試みた。炭疽菌は細長い太めの杆菌である。炭疽菌で染色標本を作り、高圧滅菌器にかけると、菌の細胞壁が壊れて、炭疽菌の形状が変わる。彼らが残したプレパラートと同じ標本を作るために、作っては滅菌、作っては滅菌と、そんな実験を繰り返した結果、押収品のプレパラートに残っていた変形した細菌と同じものを再現することができた。この結果から初めて、「あ、炭疽菌を扱っていたんだ！」と検証できた。地道な実験の繰り返しと比較確認により、彼らが炭疽菌、ボツリヌス菌を扱っていたことを証明したのである。

東西線ボツリヌス菌事件

押収品の検査に集中していた最中の5月5日、今度は、東京の地下鉄東西線の車輌内に、ボツリヌス菌が撒かれたという情報が入った。翌6日に警視庁から検証の依頼が入り、私と島田俊男室長とで現場の捜査に出かけた。事件のあった車両は車庫に入っていた。本当にボツリヌスがまかれたのか否かを確かめるための調査である。

現場では菌が出ることは無いと推察していた。菌は検出されないが、毒素は出てくる可能性はあるということで、私たちが現地に呼ばれたのであろう。

多分証拠は出てこないであろう、と思いながら、ボツリヌス菌をばら撒いた可能性のある地下鉄車内の座席の拭き取りを行なった。予想通り結果は陰性であった。報告書には、検体採取と検査法、検査結果として「汚染部位に病原性細菌の存在は確認されなかった」と書き、8日には提出した。

そもそもボツリヌス菌は嫌気性菌で、酸素に触れると死滅する。彼等の浅はかな知識のために市民は被害から免れたのである。

警視庁の捜査第一課の捜査員とともにサティアンに入ったのが5月2日。6日には東西線の事件の調査依頼がきて、8日にはその報告書を提出した。振り返ってみると、ゴールデンウィークの一週間に、すべての作業を終わらせている。当時はやることが速かったとひそかに自負している。

あらためてその頃を振り返ると、私にとってゴールデンウィークは「ゴールデン」でも何でもなく、年末も年始もゆっくり休むことはなかった気がする。

むしろ、世間が休みのあいだは落ち着いて研究ができる、と言って、子供も夫も放り出して忙しく仕事をしていた。当時は考えもしなかったのだが、家族の協力があってできたのだ、とつくづく思う。

夫も研究者で、レプラ（らい菌による感染症）の研究をしていた。理解があったとはいえ「研究の虫」で、家ではコップひとつ洗ったことがなかった。私はよく「あなたは研究室でねずみと心中するつもり？」と言っていた。

国立予防衛生研究所
山崎修道所長殿

平成7年5月8日
(1995)

試験検査成績報告書

依頼者　警視庁科学捜査研究所長
依頼日　平成7年5月6日

1. 試験検査の名称
地下鉄車両内の細菌汚染検査
2. 検体の名称および数量
汚染部位の拭き取り。2箇所6検体
3. 検査結果
汚染部位に病原性細菌の存在は確認されなかった。

検体採取および検査法

1 塗抹標本
滅菌スワブを滅菌生理食塩液で湿潤させた後、汚染部位を擦過し標本ガラス上に塗抹する。固定の後グラム染色を行ない鏡検した。

2枚の塗抹標本中にはグラム陽性菌、グラム陰性菌はともに検出されなかった。

2. 細菌培養
検査対象としたのは腸管系病原細菌、呼吸気系病原細菌および嫌気性菌とした。

培地の種類；血液寒天培地、普通寒天培地、DHL 寒天培地、TCBS 寒天培地、PMT 寒天培地、HIB（ハートインフュージョンブロス)

直接培養；滅菌スワブを滅菌生理食塩液で湿潤させた後、汚染部位を擦過し寒天平板培地に直接塗抹し培養した。

増菌培養;汚染部位を擦過した滅菌スワブおよび汚染部位のHIB滲出液をそれぞれHIBで増菌培養した。

培養条件；塗抹平板および増菌培地は37℃の孵卵器で24時間培養した。血液寒天培地は嫌気ジャーによる嫌気培養を併用した。

3. 細菌培養結果
好気性条件で培養した直接塗抹の血液寒天培地および普通寒天培地上に小数の非病原細菌（表皮ぶどう球菌、枯草菌）のみが発育した。しかし、嫌気性条件では細菌は全く発育しなかった。増菌培養によっても病原細菌は検出されなかった。

試験担当　細菌部腸管系細菌室長　島田俊雄
　　　　　細菌部外来性細菌室長　中村明子

東西線の試験検査成績報告書

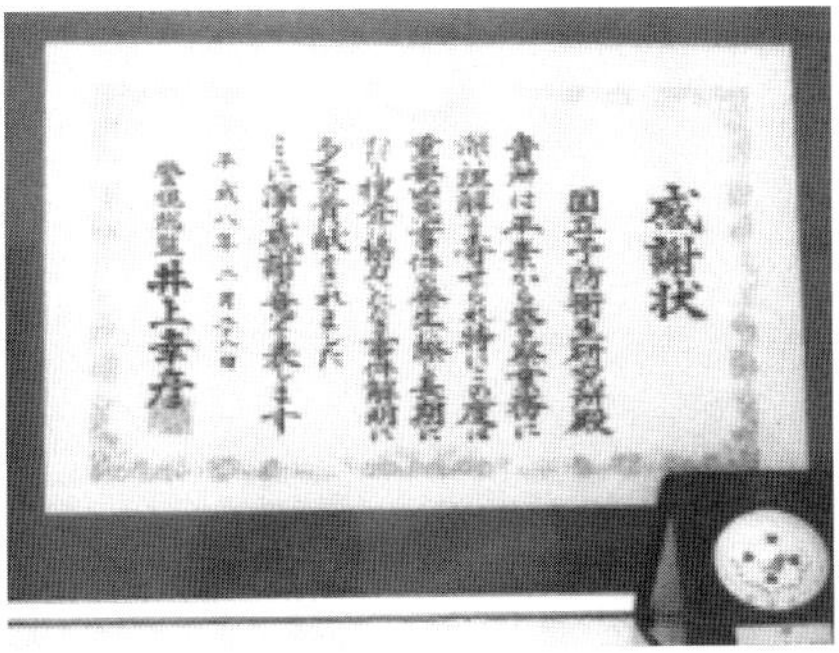

警視総監から旧予研への感謝状とメダル

「知識不足」に救われただけ

私は、当時の警視庁や所長の指示、命令ではあったが、オウム真理教が起こした事件の解明に協力した。教団は、市民生活を攪乱する目的で、ボツリヌス菌や炭疽菌を培養し、市中にばら撒くという行為を起こしており、その証拠を拾い上げ、証明する必要があったからである。教団はその後、生物兵器の開発を中止したようである。我々国立予防衛生研究所は、重要凶悪事件の解明に貢献したということで、1996年2月に警視総監から感謝状を授与された。

はっきりいって、当時のオウム真理教教団信者らには、生物兵器の製造能力はなかった。彼らの細菌に対する知識、技術水準は、そのレベルには至っていなかったのである。彼らの細菌に対する知識はまだ基礎研究の段階で、これらの細菌が兵器として使えるのか否か、さらには広く使うためにはどうすればいいか、といったことを模索している段階だった。

神経ガスのサリンは化学物質なので、それを使った場合の結果は、比較的早く表れ、使用との因果関係は比較的早くわかってしまう。彼らが密かに〝国家転覆〟を遂行するためには、感染症として表面化するまでの潜伏期のある、細菌を使った生物兵器の方が有効だと思ったのかもしれない。

彼らの中に本当の細菌学者がいなかったこと、そして、細菌に対する知識も不足していたことから、私たちは救われたのだと思う。

例えば、彼らは地下鉄車内にボツリヌス菌をまいた、とされているが、空気に触れると死滅するボツリヌス菌を使用するなど、専門家からみると「馬鹿なことをやっている」とわかるのである。炭疽菌も、培養した液状のものをそのままばらまいたとされているが、炭疽菌は芽胞の状態でなければ長期生存できないので、液体培地では不発に終わってしまう。彼らのやり方は、「とにかく増やせばそれで人を殺めることができる」と思っていたと推察できる。

現場を知らず、頭の中の考えだけでは成功するはずがない。そこに一人でも知恵者がいたら、もっと大きな被害、災害につながっていたであろう。市民の私たちは彼らの知識不足のおかげで助かったのである。

私が学生の頃（１９５７年頃）、大学でウイルス学を学ぶ機会はなかった。ＤＮＡやＲＮＡ、核酸という言葉も聞いてはいたが、ほんのさわり程度であったと記憶している。まだ大学の講義では体系化がされていなかったのである。

一方、細菌学は抗生物質の開発などにより、「これで制圧できる」「もう細菌学はいらない」とまで言われ、学問的には低迷しつつあった。しかし、日本国内での状況とは違って、国際的には感染症の面で重要視されていた。

私が所属していた当時、予研にはブレオマイシンなどの抗生物質を発見した梅澤濱夫博士がいた。そういう意味で、日本でも一時細菌学が華やかな時代があった。抗生物質が効かない、いわゆる耐性菌が出始めたことから、改めて細菌学が見直される時代もあった。

しかし、次第に細菌感染症よりもウイルス感染症が注目されるようになってきたのである。サティアンの捜査に協力した1995年当時は、大学医学部の研究室に細菌学研究室はあったものの主流ではなかった。それに比べると、私のいた予研には、現場を持っているという強みがあり、かつ国の研究所でもあるということから、大学の研究室ではなく、予研にサティアンの捜査協力依頼が来たのだと思う。

第2章

中国でのペスト流行と日本軍による細菌戦

第二次世界大戦における細菌戦に関する裁判

第二次世界大戦は、日本、ドイツ、イタリアの三国同盟を中心とする陣営と連合国陣営との間で、1939年から1945年の6年にわたり繰り広げられた。その戦時下、日本軍731部隊が細菌を使った生物兵器を実戦使用した。しかし、終戦後、日本政府はそのことを正式には認めていなかった。

1997年8月11日、当時被害を受けた中国人の原告団108人は、731部隊が行なったジュネーブ・ガス議定書（1928年発効）に違反する行為による被害を受けたとして、日本政府に賠償を求め、東京地裁に提訴した。

原告側の主張は、731部隊などは1940年から1942年にかけて、浙江省、湖南省で、日本軍の飛行機からペストに感染したノミを散布したり、コレラ菌を井戸に投入するなどの細菌戦を実施し、原告らないしその親族を殺傷した、というものであった。この民事訴訟「731部隊細菌戦国家賠償請求訴訟」は、最終的に2007

年に原告団側の敗訴で終わったものの、７３１部隊等の旧帝国陸軍が生物兵器を開発、製造し、実戦使用した事実は２００２年８月の東京地裁の判決（原告団側の請求棄却）で認定された。

原告側証人として

私は原告側の細菌学および疫学の証人のひとりとしてこの事実認定に携わった。実際には弁護団側が用意した一次資料（戦時日誌などの当時の記録。研究における大元の情報源）を含めた大量の資料から、中国で起きたペスト流行が人為的なものであったか否かについて検証したのである。２０００年11月には、鑑定書「中国で発生したペスト流行と日本軍による細菌戦との因果関係について」を作成し、証人として法廷で答弁を行なった。

つまり、７３１部隊が戦時中に細菌を使い、中国の人達に大きな被害を与えたということを、その他の証拠も含め証言したのである。東京地裁の判決は、裁判所が「７３１

部隊による細菌戦」の存在を認めた初の判決であり、私は、細菌学および疫学の立場から細菌戦の存在を証明したこととなった。

私が裁判に関わることになったのは、当時の勤務先であった国立予防衛生研究所（略称は予研。現在の国立感染症研究所）の所長の指示によるものであった。当時、感染症対策や環境衛生対策を所管する国の研究機関としては、厚生省（現厚生労働省）管轄の予研と国立公衆衛生院（現国立保健医療科学院に統合）の二つの施設があったが、その中でも「細菌」を扱っていたのは私が所属する予研の細菌部だけで、さらに、腸チフスや赤痢などの、いわば古い感染症の病原体（細菌）を扱っていたのも私ぐらいなもので、そんな巡り合わせもあって、担当部門を代表して引き受けざるを得なかったのである。

原告側の鑑定証人を決めるに際して、原告側弁護団長であった土屋公献先生（故人）が直接予研にお見えになり、研究所長に依頼された。その依頼を受けた所長は私に引き受けるよう〝指示〟された。そのとき私は、鑑定を引き受けるに当たり、「原告側の依頼であっても、一切の忖度はしません。科学者として中立の立場から結論（鑑定）

を出します」とはっきり条件を出したのである。

この裁判は、新聞などメディアの関心も高く、連日取り上げられていたが、私は「取材には一切応じない」と、メディアからのブロックも鑑定を引き受ける際の条件にあげた。この約束は守られて、私がメディアに露出することはなかった。

これは、日本政府を相手にした損害賠償請求の裁判であり、私の所属先である予研は国の研究機関である。今から思えば、当時の研究所長が原告側の要請を受け入れ、鑑定の受諾を決意されたのは、科学者、研究者として真相究明のために協力するという姿勢の表れであったと思われる。

不眠不休で作成した鑑定書

鑑定書の作成は思ったより大変な作業であった。研究所の職員として通常の業務があるために鑑定書作成は余分の仕事である。原告側弁護団の助けがなければ不可能であったと言わざるを得ない。

鑑定書作成ではまず、一次資料を含めた大量の証拠資料の分析を行なった。当時の感染状況などを記録した一次資料を読み込み分析するために、弁護士事務所に閉じこもり、ただただ作業に集中した。部屋から出るのは、洗面とトイレのときだけ。三度の食事はラーメンやおにぎりを部屋に運んでいただき、一睡もせずに作業を続けた。そして、トータル72時間、丸3日を費やして鑑定書を書き上げた。文字通り不眠不休でデスクワークに集中したのは、私の研究生活の中でも初めての体験であった。

膨大な資料の中から、私は、湖南省常徳県（チャンドゥ）でのペスト流行にターゲットを絞った。湖南省常徳県を選んだ理由は、資料として、容啓栄編の「防治湘西鼠疫経過報告書」と、ワン（S. H. Wang）による「Report of Plague in Changteh（常徳でのペスト流行に関する報告）」という報告書があったからである。

ワンの報告書には、ペストに罹患した患者の発病日から、死亡等の転帰までの経過が記録されていた。さらに、ペスト菌に感染したネズミの検出状況が日別に詳細に記録されていた。731部隊とペスト流行との因果関係を探る上で、このような改ざんできない過去の記録は、一次資料としてとても価値が高いと思われたのである。

「防治湘西鼠疫経過報告書」は、地域の医師が住民の診察・診断をした記録である。カルテというほど立派なものではなかったが、患者が何人発生したか、その患者の発病状態はどうであったかが記録されていた。10人以上の患者については症状の転帰も記録されていた。この資料には患者の発病状況だけでなく、死んだネズミについても記録されていた。死んだネズミの数が月日を追って、手書きで記載されていたのだ。このような一次資料はペストの発生状況を知る上で、きわめて重要な資料であった。

ペスト菌とはどういう細菌か

ところで、ペスト菌（Yersinia pestis）は腸内細菌科に属する細菌である。自然界ではネズミなどの齧歯類とノミの間で維持され、人間にはそのノミから感染する。そのため、自然な形でペストが流行するときは、患者が発生する前に、必ず齧歯類の間で流行がある――つまり、感染したネズミが大量に死ぬ、といわれている。

もしも、大量のネズミの死骸が発見されたら、それがペスト流行の前兆ということになる。したがって、ペスト菌保有ネズミ（死んだネズミ）の数が、ペストの疫学解析の上で、とても重要な情報になる。その意味で、ネズミの死亡状況も記されていた「防治湘西鼠疫経過報告書」は、きわめて重要な資料であったといえる。

14世紀頃、ヨーロッパにおいて、人口の3分の1が死亡するという猛威をふるった感染症があった。これが「黒死病」と言われるペストであった。

日本では明治から大正時代を通して380人近くの死亡が記録されている。その後、1926年（昭和元年）の発生を最後にまったく発生していない。明治・大正期のペストは、外国船から国内に持ち込まれたもので、これを機に1897年（明治30年）、「伝染病予防法」が制定され、この法律に基づいてペスト患者などの届け出などが義務づけられた。

その後、「伝染病予防法」は廃止され、その趣旨は1998年（平成10年）に制定された「感染症の予防及び感染症の患者に対する医療に関する法律」（略称：感染症法）に引き継がれたが、ここでもペストは一類感染症として、エボラ出血熱やクリミア・

コンゴ出血熱、ラッサ熱などとともに重症度の最も高い疾病群に分類されている。

自然界では、ペスト菌は主にネズミとノミの間で維持されている。人はペスト菌に感染したノミに刺されると、そこからペスト菌が体内に侵入して感染する。そして、2〜8日の潜伏期間のあとに発病する。感染部のリンパ節内でペスト菌は増殖し、出血性炎症を起こしリンパ節腫になる。この症状から「腺ペスト」と呼ばれ、人のペストの8〜9割を占めている。

ペスト菌がさらに血中に入って全身に伝播すると、敗血症を起こし死に至る。この状態を「敗血症ペスト」という。肺で増殖したペスト菌は、喀痰や飛沫を感染源として、さらに他の人にも感染し、2〜4日の潜伏期間のあとに発症する。この状態を「肺ペスト」というが、いずれも最終的には敗血症で死亡する。

ペストは一類感染症に分類される死亡率がきわめて高い感染症で、死者は出血性炎症によって、皮膚が黒褐色になることから「黒死病」と言われるようになった。

常徳のペスト流行は自然流行か人為流行か

湖南省常徳県における1941年〜1942年のペストの発生・流行は、患者発生の時間経過から一次流行と二次流行とに分けられた。一次流行の規模は小さく、1941年11月11日に敗血症を発病した2名の初発患者に続き、12日に2名、次いで23日から翌年の1942年1月11日までに腺ペストと診断された4名の、合計8名の患者が、初発患者発生から2か月間に確認された。

この一次流行の患者は、いずれも日本軍の飛行機により汚染穀物・綿等が投下された地区内、あるいは近接区域に居住していた。そして一次流行では、人のペスト発生の前あるいは流行中に、ネズミの大量死は認められなかった。つまり、自然流行の形態がみられなかったのである。

二次流行は1942年3月20日から6月13日までの3か月間に発生したもので、患者数は33名に及んだ。一次流行の終息後2か月を経て再び流行したものであるが、このときは流行に先だち大量のネズミの死骸が確認されている。

この二次流行は、一見、自然流行の形態を取っているが、実は一次流行時の防疫が不十分であったために残っていたペスト感染ネズミが越冬し、春になって活発に動き出し流行が再燃したものと推測され、一次流行とは不可分の関係にあると考えられた。

井本日誌の記述

日本軍の飛行機が湖南省常徳県付近にペスト感染ノミを投下したとされる「井本日誌（井本熊男業務日誌）」がある。この記録によると、ペスト感染ノミ（当時の軍事的隠語では「アワ」）の投下は１９４１年11月４日で、11月６日および20日には、常徳においてペストを追跡したとの記述が残されている。これが、常徳でのペスト流行は自然流行でなく人為流行であるとする論拠の一つになっている。

感染が「アワ」の投下によると仮定すると、投下された感染ノミに住民が直接噛まれてペストに罹患したと考えられる。常徳における一次流行時の全患者８名については、時間的経過からしてもこの可能性を否定できない。初発患者の発病が11月11日であることから、11月4日の感染ノミ投下後、直接そのノミに噛まれ8日目に敗血症を発症したと考えれば、ペストの潜伏期間とも合致する。

また、常徳での一次流行時の患者は11月4日の感染ノミ投下後2か月以内に発症しており、「ペスト感染ノミが冬期では2か月間ペスト菌を保有し続ける」というホールデンリード（Holdenried）の報告（1952年）に照らしてもおかしなことではない。やはり常徳での最初のペストが、投下されたペスト感染ノミからの直接感染であった可能性は否定できない。

ネズミを介した可能性

もう一つの可能性としては、投下されたペスト感染ノミが土着のネズミにペストをうつし、その土着ネズミから新たに感染したノミが人に寄生してペストを発症させるルートの存在がある。二次流行に関しては、このようなルートで起こった可能性が高い。それで、二次流行では、結果として自然流行に近い状況でのペスト流行がみられたのである。

二次流行は約３か月に及び、患者数は33名に達した。その内訳は、腺ペスト10名、敗血症ペスト13名、肺ペスト６名、腺ペストと敗血症ペストの併発が３名、敗血症ペストと肺ペストの併発が１名であった。

前述のように、肺ペストは感染患者の飛沫などにより人から人へと直接伝播するが、腺ペストと敗血症ペストは感染ノミに噛まれて罹患する。そのことを踏まえて、一次流行と二次流行時のペスト菌保有ネズミ（死んだネズミ）に着目してみると、一次流行に先立って死亡したネズミが発見されたという記録がない。繰り返しになるが、人のペスト流行に先立ってネズミの死骸が発見されないということは、自然流行の形態ではないということを示唆している。これは人為流行であることとの直接的な証拠とは言えないが、少なくとも人為的な流行であることを否定するものではない。

先に述べたように、常徳では人のペストの二次流行に先立って感染ネズミが大量に発見されている。常徳で感染ネズミが初めて発見されたのは１９４２年２月４日で、その後、3月23日まで感染ネズミの数は増加の一途を辿った。その後、4月2日をピークに減少に転じ、6月中旬まで減少傾向が続いた。人のペストの二次流行では、3月20日に初発患者が発生してから患者数が増加し、4月中旬をピークに減少に転じ6月中旬に終息となった。

ところが、近隣の桃源県莫林郷では5月にペストの流行が発生した。その初発患者は常徳から5月4日に莫林郷に里帰りした男性で、肺ペストを発症した。そこから看病した家族に感染し、さらに他の村人にも感染が拡がり、判明しているだけでも16名の患者すべてが死亡している。

また、11月には常徳近郊の新徳郷石公橋、広徳郷鎮徳橋でもペスト流行があり、判明しているだけでも36名のペストによる死亡例が報告されている。詳細な記録がないために、発生源を特定することはできないが、常徳での流行が農村部に波及したと考えられている。

細菌兵器に使われた菌がペスト菌であることを証明するために

人為流行の疑い濃厚だが……

日本軍の飛行機から投下された投下物「アワ」については、穀物であったことが確認されている。そのアワは投下後に収集され、常徳の公徳病院に持ち込まれ、検査技師らによって検査された。公徳病院はアメリカの教会系病院で、当時、常徳で唯一入院設備を持ち、ベッド数も１００床あった。初発患者が収容されたのも、初期の検査と死後の解剖がされたのも公徳病院であった。

私は、この投下直後の検査に関与した検査技師・汪正宇氏の記録が常徳におけるペスト発生原因を推定するための重要な証拠の一つだと考え、検査内容を検討し、鑑定書に示した。

汪正宇氏の検査記録には、現在の塗抹標本検査、培養検査に相当する検査結果が示されている。当時、施設設備も資材も無いなかで行なわれた検査やその記述だが、その内容は客観的であり、かつ細菌学の常識を逸脱するものではなかった。さらに動物試験、臨床診断に相当する検査も行なわれたほか、剖検および死体からの細菌検査に相当する検査まで行なわれていた。

結論として、検査方法に多少の不備な点があることは否定できないが、当時の細菌検査としては精一杯の努力が払われ、かつ客観的姿勢が貫かれている点を、鑑定書の中で高く評価した。

このほかにも、鑑定書では、常徳におけるペストの記録「陳文貴報告書」、さらにペスト研究の第一人者ポリッツアー（Robert Pollitzer）が中国衛生署外国籍専門官として1941年12月に常徳に派遣され、10日間あまりでまとめた「ポリッツアー報告書」の内容も取り上げ、その要約と報告内容に対する私の意見を記載した。

すなわち、常徳におけるペスト流行は日本軍の投下したアワ（ペスト感染ノミ）によって引き起こされた疑いが濃厚であるにもかかわらず、報告書作成当時の科学技術ではその直接の因果関係（人為流行）を示すことは不可能であり、したがって、これら報告書は自然流行を完全には否定できない宿命を背負っているという点を指摘したのである。

栄1644部隊のネズミノミの研究

731部隊はペストの疫学的研究やペスト発生などを行なっていたが、731部隊の姉妹部隊である栄1644部隊では、ペスト感染ノミの重力や回転数、低温における抵抗力など、昆虫学の常識を外れた研究が多くみられた。〝常徳における細菌戦〟以後の1942年以降、同部隊の近喰秀大によってなされた一連の研究は、兵器としてのペスト感染ノミの開発を彷彿とさせるものだった、と鑑定書で指摘した。

近喰秀大のネズミノミに関する研究は11報あり、例えば第7報では「低温下におけるペスト蚤の寿命と毒性について」と題し、低温で保存したペスト感染ノミを300回転15分間遠心し、その後のノミの生死、保菌の状態を調べるという奇妙な実験を行なっている。あるいは第11報では「鼠蚤の強靭性特にペスト蚤について」として、遠心回転による抵抗性を、回転数と遠心時間とを細かく条件設定し、その影響について確認している。

これらの研究報告で、ペスト感染ノミの強靱性について、回転数、つまり重力に対する抵抗性を指標としていることは、これらの実験がペスト菌を細菌兵器として実用化するための実験であると考える方が自然である——と結論づけた。

研究者・学者として

法廷での私の立場は原告側弁護団の証人であった。弁護団としては、常徳の一次流行は人間が起こし、そこには７３１部隊が関わっており、兵器として細菌を使ったことを明確にする必要があった。私は答弁の中で、感染症の発生が自然流行なのか人為的流行なのか、客観的な資料に基づいて解析することを心掛けた。ただ、この裁判では、私の答弁に対して検察側からは何の反論も指摘も無かった。

当時の私は国家公務員であり、厚生省所管の研究所職員であった。いわば国側の人間が、国を相手に訴訟を起こした原告側の証人を引き受けることに迷いはなかったのか、と聞かれることがあった。

しかし、私は研究者として、科学的事実を前に上も下もないという考えで、権力も眼中に無く、研究者として正しいか否かという選択肢のなかで生きてきたのである。裁判の中では、はからずも大きな役割を担うことになったが、細菌学者という立場で、客観的事実に向き合い、結論を導いたに過ぎないと思っている。実際、鑑定書作成を引き受ける際に、当時の研究所長に対して、「裁判で、国にとって不利な結論になるかもしれませんが、良いですね」と念を押したのをはっきりと思い出す。

また、当時の研究所には、それが許される自由な雰囲気があった。一人ひとりがきちんと自律し、後ろ指を指されることのないように、自らの領域の研究を進めればよい、という風潮、雰囲気のなかで研究生活を送ることができた。とても大らかな時代でもあったと思う。今の時代からは考えられない良き時代だったのである。

予研の中の「ガラス室」

昔は、実験器具は作るものだった。予研には、Ｈさんというガラス職人がいて、研究者の「ここのガラス管のここを、こう曲げてくれ」というような細かい注文に器用に応えていた。私もたくさんの器具を作ってもらった。コンラージ棒という、培地に試料を広げるための棒があるが、Hさんの作るコンラージ棒は角度といい滑りといい、気に入っていた。使ってみて「角度はもうちょっとこう」とか「軸はもっと長い方がいいね」などと注文したものである。

Hさんのいる「ガラス室」に私はよく立ち寄って、実験器具を眺めながらお喋りしていた。私が就職した当時、予研には何をしているのかわからないが大きな個室を与えられた上司たちがいて、私はこの上司たちのところに行っては雑談したり、疑問に思ったことを素直に口にしていた。労働組合というものができたのもこの頃で、副委員長に就任した私は、「どうして○○さんはあんなに大きな部屋にいるのか」「中で何をやっているのか」と情報開示を求めたこともあった。

終戦直後、わが国の衛生状態は極度に悪化し、安全で安心な社会を作るために感染症対策が最重要課題であった。そのため１９４７年、国立予防衛生研究所（予研）が厚生省の附属試験研究機関として設立された。当初の職員にはかつて７３１部隊で細菌研究に携わっていた人々が多く採用されていた。予研は７３１部隊の残党を救済するための研究所でもあった。情報漏洩を防ぐ目的もあっただろう。７３１部隊に関わった世代の上司たちは皆おとなしく、まるで牙を抜かれたライオンのようで、戦後世代の私たちを指導し、押さえ込もうという雰囲気では無かった。

その一方、戦後新たに入所した私たちは、そういう人達を批判的に、冷ややかに眺めていた世代である。

Hさんは戦時中、ガラス爆弾を作らされていた。ペストノミなどを入れて撒くための兵器である。若い研究者の実験器具を作るという、本来なら人の平和につながる技術を、兵器を作ることに利用されていたのだ。

そういう歴史を背負った研究所であったから、自由で民主的な雰囲気が醸成されたのだと思われる。私たち戦後世代はその環境のなかで研究者としての生き方を学んだ。７３１部隊の細菌裁判に関わることになったのも、このような背景があったためだと思う。

予研に囲われていた上司たちのことを思い出すと、改めて、人は無抵抗ではいけないと考えさせられる。自分というものを持っていないと、プラスに利用されるかマイナスに利用されるかわからない。この問題は、現代にも形を変えて存在している。たとえ正論を言っても、「文句の多い人だ」と片付けられてしまうことはよくある。それでも、社会のために、「何のための能力か」「それをどう使うのか」を考え、言われるがままに自分の能力を使うのではなく、自分というものを持って生きていくことが大事だと思う。

いずれにしても、原告側が提出した膨大な資料は、被害を受けた市民、これまで地道に資料を集め解析してきた研究者、勇気ある証言をした加害当事者および中国の被害当事者の存在の証である。２００２年8月27日の東京地裁による判決では、原告の損害賠償請求は棄却されたものの、７３１部隊による「細菌戦」の存在は認められた。細菌学および疫学の立場から、「細菌戦」の存在を証言した一人として感慨深く満足であった。

第3章

バイオテロはなぜ無くならないか

細菌兵器が「貧者の核兵器」のわけ

バイオテロがいま現実的な問題かどうかは、人によって捉え方が違うかもしれない。ただ、微生物を使った細菌兵器（生物兵器）は、「貧者の核兵器」と言われるくらい、お金をかけなくても簡単に作ることができるし、使うことができる。例えば、上水を供給するための浄水場に強い毒性を発揮する微生物をポンと投げ込めば、被害はたちまち大勢の人の間に広がる。

核兵器や毒ガス等の化学兵器による攻撃は、使用後の結果と使われた兵器との因果関係がすぐ判明する。そのため直ちに原因が究明され、その後の対策が迅速に立てられる。その一方で、製造するための設備など、インフラ整備に膨大な費用がかかる。

これに比べ細菌兵器は、微生物の特性上、散布されたとしても発症までに時間がかかり（潜伏期があり）、拡散するまでにもある程度の期間がかかる。つまり、使用してもすぐに効果が現れるわけではないので、被害者側もすぐに具体的な防衛対策を立てられない。また、被害結果に対する原因究明にも時間がかかる。製造に要する設備も、化学兵器ほど大がかりではない。細菌兵器は、犯行側からすると、費用対効果の優れた非常に好都合な兵器なのである。だから、細菌兵器を使ったバイオテロがなくならないのであろう。

細菌学・感染症の専門家育成が喫緊の課題

バイオテロにはこういった特性があるので、これを迎え撃つ側としては、対策を考えるための専門家集団を確保する必要がある。細菌兵器に使用する微生物（細菌、真菌、ウイルス等）の種類によっては潜伏期間が長い場合もあり、様々な状況を細かく分析して、原因を突き止め、その大元を叩き潰す必要がある。そうでなければ対策が成功したとはいえない。

ところが現在、微生物学、特に細菌学は古い学問分野だと捉えられている。日本国内では細菌学の専門家が育たず、ほんの一握りしかいないのが現状である。既に様々な細菌に対する抗生物質が開発され、日常的に使用される状況に至り、「細菌感染症なんて抗生物質を飲めば治る」「感染症は簡単に治る病気だ」という認識も広がっている。多くの医師が古いタイプの細菌感染症の罹患患者を診たことがない。医学教育の中では細菌学の講義は不人気な学問の一つでもある。

その後、抗生物質の不適切な使用などを背景に、MRSA（メチシリン耐性黄色ブドウ球菌）を代表とする、抗生物質が効かない菌（耐性菌）が出現し、院内感染が社会問題にまで発展した。数年来、この薬剤耐性（AMR）対策が叫ばれるなど、一時的に、「細菌学も重要」と言われたこともあったが、学問としての細菌学は注目される領域とは言えない。しかも、今は新型コロナの影響で、「感染症といえばウイルス」という認識になっているのではないだろうか。いずれにしろ、感染症の専門家の育成は喫緊の課題である。将来にわたりバイオテロが無くなるとは考えにくいなか、医学教育のなかでも、これを避けて通ることはできない。

バイオテロ実行者側にとっての有利性を、ペストの実例から考えてみよう。

ペストは、ネズミやノミなどを介した細菌感染症である。ペストでは自然流行と、テロによる人為流行との違いを明確に区別することが難しい。これが実行者側にとっての一つの狙い目である。

さらに重要なのは、前述のように、今やほとんどの医師（はじめその他の医療従事者）が古いタイプの細菌感染症の罹患患者を診たことがないという点である。誰も臨床経験がなく、診断技術も持ち合わせていない。だから、そのような感染症患者が発生すると、現場は混乱する。これがもう一つの狙い目である。

病気というのは、対抗する医薬品が登場し、治るようになると、どんどん世の中の隅っこに追いやられる。そして新しく出現した感染症に関心が移る。そういう歴史を繰り返しながら今日に至っている。例えば、炭疽はまさに古い感染症で、通常、身の回りにある病気ではない。医師、医学生も、わざわざ勉強する必要はないと思うのが普通だろう。私も医科大学で病原微生物の講義を行なっているが、炭疽菌については、触れる程度である。したがって、炭疽について勉強する人は出てこない。

しかし近年、炭疽菌によるバイオテロが発生したのである。

実は身近な「人の命を奪う菌」の恐怖

炭疽菌を使ったバイオテロが現実に

２００１年９月11日、まるで映画のワンシーンをみるような信じられない光景がテレビに映し出された。米国で起こった「同時多発テロ」のライブ中継である。ご覧になった方も多いのではないだろうか。

そして、この年の10月３日、米国の郵便局で「白い粉事件」、つまり「炭疽菌（*Bacillus anthracis*：バチルス・アンシラシス）」を用いたテロが起こり、不幸にも初発患者が死亡した。現実問題としてのバイオテロが我々の目の前に突きつけられたのであった。

炭疽菌は乾燥させると粉末状になる。それを郵便物に入れて送りつけ、開封した郵便局員が、ホコリを吸い込むように吸い込み、炭疽菌に感染した。この事件で最終的には11人が感染し、５人が死亡した。通常であれば私たちの身の回りに存在しないはずの「人の命を奪う菌」が、知らないうちに私たちの生活の中に入り込んできたのである。もし、人口過密な東京で炭疽菌がばらまかれたらどうなるのか。その可能性は否定できず、背筋が寒くなるような事件であった。

日本でもその少し前、１９９５年にカルト集団のオウム真理教の信者らが、炭疽菌やボツリヌス菌を、東京都内で散布するという事件を起こしている。このときは幸い一般市民に感染患者は発生しなかったが、前章に書いたように、私なりの結論としては、バイオテロを仕掛けた信者らの細菌学に対する知識不足が幸いして、たまたま大事には至らなかったのだと思っている。

米国では、炭疽菌を使ったバイオテロが実行され、実際に被害が出てしまった。アメリカでの事件の直後、わが国ではそのニュースを見た〝愉快犯〟が、白い粉を送りつけるという「白い粉事件」が多発した。いずれも中身は小麦粉や片栗粉、入浴剤などで、いわゆる模倣事件であり、結果的には健康被害等の発生はなかった。

インフルエンザ様症状をみせる「肺炭疽」

炭疽菌はなぜバイオテロに用いられるのか。その理由は幾つか考えられる。まず、寒天培地で容易かつ大量に培養増殖させせることができること。また、空気中に拡散させることができて、使用される状況によっては多数の死者を出すことができること。さらに、菌に暴露されてから発症するまでに潜伏期間があるため使用されたことの認知が難しいこと。そして、ほとんどの医師が実際の罹患患者を診たことが無いことなどである。

炭疽菌の感染による症状の一つである肺炭疽は、インフルエンザ様の初期症状で始まり、呼吸困難や嘔吐への症状が進行する。もし、インフルエンザ流行期に炭疽菌がばらまかれたなら、臨床現場ではその原因が炭疽菌だとすぐに判断できないだろう。インフルエンザの検査キットが普及している現在は、その検査結果からインフルエンザウイルスを原因から排除できる可能性はあるが、そこまで思い至るかどうか。実際はかなり難しいであろう。

炭疽菌は動物の体内で増殖するが、自然環境の中では、芽胞という熱や乾燥に強い形態になり長時間生存する。感染の仕組み（ルート）としては、創傷感染、経口感染、あるいは吸入感染というルートがある。しかし、人から人へと直接感染することはな

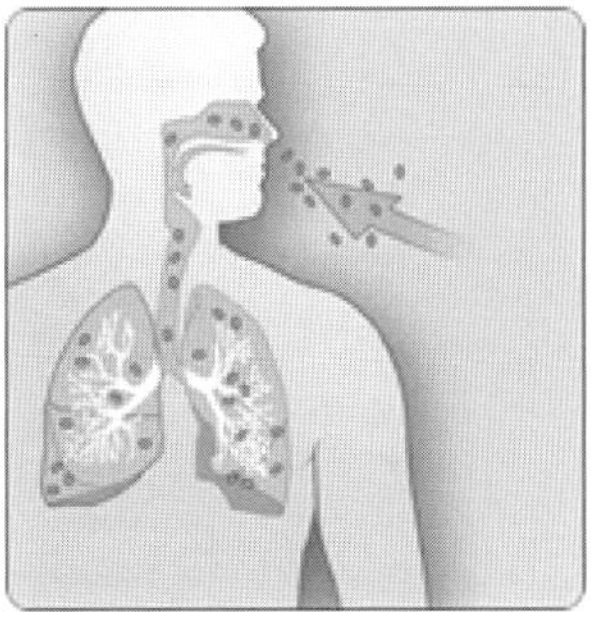

肺炭疽（吸入感染）
（出典：米国疾病管理予防センター（CDC））

い。潜伏期間は１〜７日で、主な症状（病型）として皮膚炭疽（自然感染では95％以上）、腸炭疽、肺炭疽がある。通常、自然環境の中で、人が大量に炭疽菌を吸い込むことはないので、肺炭疽の発生はきわめて稀である。

通常、細菌などの病原体は、体の内に侵入すると、免疫担当細胞のマクロファージなどに貪食されるなど生体側の免疫機能による排除される。しかし、炭疽菌は莢膜《きょうまく》に保護された構造のため貪食に抵抗性を示し排除されにくいという特徴がある。また、芽胞が発芽して増殖を始めると様々な毒素を産生し、それによって従隔膜の病変（浮腫）が生じ呼吸が苦しくなる。菌が血流に入りこむと、急激に増え菌血症を起こして死に至る。その反応は速やかであり、病態は急速に進む。

一方のインフルエンザウイルスなどのウイルスは、細菌と違って毒素は作らない。また、ウイルスが血液の中に入って急激に増えるということもない。

肺炭疽とインフルエンザの症状の比較

臨床症状	肺炭疽　n＝10	インフルエンザ
発熱・悪寒	100%	83–90%
疲労感・倦怠感	100%	75–94%
咳（軽度、空咳）	90%	84–93%
呼吸困難	**80%**	**6%**
胸部不快感・胸膜痛	**60%**	**35%**
頭痛	50%	84–91%
筋肉痛	50%	67–94%
咽頭痛	**20%**	**64–84%**
鼻汁	**10%**	**79%**
悪心、嘔吐	**80%**	**12%**

臨床診断で診断を間違う可能性のあるインフルエンザと肺炭疽の症状の相違点を比べてみる。違いが顕著な臨床症状は太字で示す。

肺炭疽のほうがインフルエンザより呼吸困難、悪心・嘔吐が圧倒的に多いという違いがある。しかし、発熱・悪寒、疲労感・倦怠感、咳、筋肉痛などインフルエンザによくみられる症状が肺炭疽にもあることが分かる。臨床経験のない医師だと、その区別が難しく、もし炭疽菌に感染していてもインフルエンザと間違って診断する可能性は否定できない。

医療従事者は、炭疽菌による感染症を「過

去の病気」と切り捨ててはいけない。もしもの場合に備えて、医師や他の医療従事者も勉強しておく必要がある。いま私たちの目の前に現れていなくても、地球上には、生き残っている病原体はいくらでもある。それらに対する備えをしておくことは医療のなかでとても重要である。

私はバイオテロ捜査に関わった経験者の一人として、一般の人たちにも、こういう危険があること、その歴史を語り継いでいかなければいけないと思っている。現代社会において、今後もバイオテロが決して起こらない、という保証はどこにもないのである。

国内でも行なわれたバイオテロ対策シミュレーション

日本では１９９５年、米国炭疽菌事件より前に、オウム真理教教団による炭疽菌、ボツリヌス毒素散布という事件があったことを第１章で述べた。これはバイオテロである。実際には都内のビル屋上から炭疽菌そのものを撒いたとされている。多少の臭いはしたものの、幸い、健康被害等には至らなかった事件である。

わが国では、米国炭疽菌事件の発生を重く見て、翌年の2002年には「治安出動の際における治安の維持に関する協定」が防衛庁と国家公安員会との間で締結された。2003年には東京都天然痘テロ訓練、2005年には東京都杉並区で天然痘を使用したバイオテロを想定した図上演習が行なわれた。実際のバイオテロ対策の訓練をしたのは、私が知る限り東京都の杉並区だけである。

また、2000年に制定された「水道施設の技術的基準を定める省令」では、「濾過池を設ける場合にあっては、水の汚染のおそれがないように、必要に応じて、覆いの設置その他必要な措置が講じられていること」と規定している。浄水処理の最終工程である「ろ過池」に蓋をして、意図的な行為も含む異物混入を防止することが目的である。

上水は浄水施設から、広く住民に行き渡るわけであるから、ここに例えば地上最強の毒物を産生するボツリヌス菌（*Clostridium botulinum*）などが投げ込まれたら、ひとたまりもない。非常に広い範囲に大きな被害、影響が出るのは必至である。したがって、水道施設は、バイオテロの標的になりやすいのである。

芽胞状態のボツリヌス菌は〝最強〟

ボツリヌス菌は酸素がある状態では増えることのできない偏性嫌気性菌の仲間である。しかし、種子のようなかたちの芽胞の状態では熱、乾燥、消毒薬などに強く、厳しい環境でも長く生き延びる。

日本では、１９８４年、真空パックに詰めたカラシレンコンを原因食品とするボツリヌス食中毒の事例が多数認められた。蓮根の穴に練りからしを詰めて、油で揚げる食品であるが、ボツリヌス菌は芽胞の状態では１００度ぐらいの加熱では死滅しない。しかも、真空パックにして空気のない状態というのは、酸素を嫌う嫌気性菌にとっては好都合である。そのため現在、カラシレンコンは真空パックでは売られていない。この事件を機に、市販されている商品の包装の仕様が変更されたのである。世の中には、〝犠牲〟の上に成り立つ安全・安心が少なくない。

本章で取り上げた菌以外にも、バイオテロが考えられる病原体（細菌）と感染症はこんなにある。

野兎病（Francisella tularensis）、ペスト（Yersinia pestis）、ブルセラ症（Brucella species）、鼻疽（Burkholderia mallei）、類鼻疽（Brukholderia pseudomallei）、Q熱（Coxiella burnetii）、発疹チフス（Rickettsia prowazekii）、サルモネラ症（Salmonella species）、腸チフス（Salmonella Typhi）、細菌性赤痢（Shigella）、腸管出血性大腸菌感染症（Escherichia coli O157:H7）、コレラ（Vibrio cholerae）、オウム病（Chiamydia psittaci）、ロッキー山紅斑熱（Rickettsia prowazekii）

（厚生労働省研究班：バイオテロ対応ホームページ、米国疾病管理予防センター(CDC):Bioterrorism Agents/Diseases、National Institutes of Health, MedlinePlus: Biodefense and Bioterrorism を参考に作成）

病原体の撲滅は困難

ＷＨＯが１９８０年に天然痘撲滅宣言をしてから40年が過ぎた。しかし、多くの感染症の病原ウイルスや病原菌といった病原体が地球上から消えることはない。人々が日常的に接することがなくとも、地球上のどこかにしたたかに生き残っている。例えば、前述のようにペストは、非常に病原性は強いが、今では治療法がある。しかし、それを診断できる医師は少ないというのが現実である。

バイオテロも含め、感染症は、いつ何どき、どういう形で私たちの前に現れるかわからない。そこが感染症の怖さである。姿を変え、形を変え私たちの身近に現れる可能性は否定できないのだ。

人間と細菌だけの関係、いわば1対1の関係であれば、比較的撲滅しやすいといえる。しかし、例えばペスト菌のように、人間と病原体との間にネズミなどの動物やノミなどの昆虫が複雑に介在している場合、それは自然界のどこかで生き残り、どこかから人間に感染するだろう。これを撲滅するということは非常に難しい。

第4章

世界を震撼させたスペインかぜ

新型コロナウイルス感染症（COVID―19）が世界各地で拡大を続けているが、このような感染症によるパンデミック（世界的大流行）は、100年前にも起こったことが記録されている。第一次世界大戦の終盤に全世界で流行した「スペインかぜ」である。全世界で約6億人とも8億人ともいわれる人々が感染し、2000万人以上、一説では4000万人が死亡したとされている。感染症のパンデミックについて世界的な状況調査がなされたのは、これが人類史上初めてだった。

「スペインかぜ」という名称から、この感染症はスペインに流行の発端があり全世界に拡がったと思われがちだ。しかし、実際にはスペインが流行の発端となったわけではない。では、なぜスペインかぜと命名されたのであろうか。

スペインかぜが流行していた時期は第一次世界大戦の最中で、そこに参戦していたアメリカやロシア帝国などは情報統制下にあり、一方、非参戦国のスペインは情報統制下になかった。そのため、感染拡大の情報が最初にスペインからもたらされることとなり、結果「スペインかぜ」と名付けられたのではないか、といわれている。

現代の新型コロナウイルスの感染が瞬く間に世界中に広がったのは、経済のグローバル化や交通手段の発達などで、100年前とは比べものにならないほど人の移動が活発になったことが一因にある。

しかし、スペインかぜが流行した第一次大戦当時は、それほど交通手段が発達していたとはいえず、一般市民が世界を頻繁に行き交う環境でもなかった。にもかかわらず、パンデミックに至った背景には、戦争があったといわれている。戦争で各国の軍隊が世界中を移動したことが感染拡大につながったというのである。

100年前から「手洗い・うがい・マスク」

スペインかぜが流行したとき、日本では当時の内務省衛生局（現在の厚生労働省）が市民に向けて、「流感予防」のためのポスターを作っている。「一　近寄るな――咳する人に、二　鼻口を覆え――人のためにも身のためにも、三　予防注射を――転ばぬ先に、四　うがいせよ――朝な夕なに」とある。

ポスターの他に次のような「標語」も作成されている。「手当が早けりゃすぐ直る」

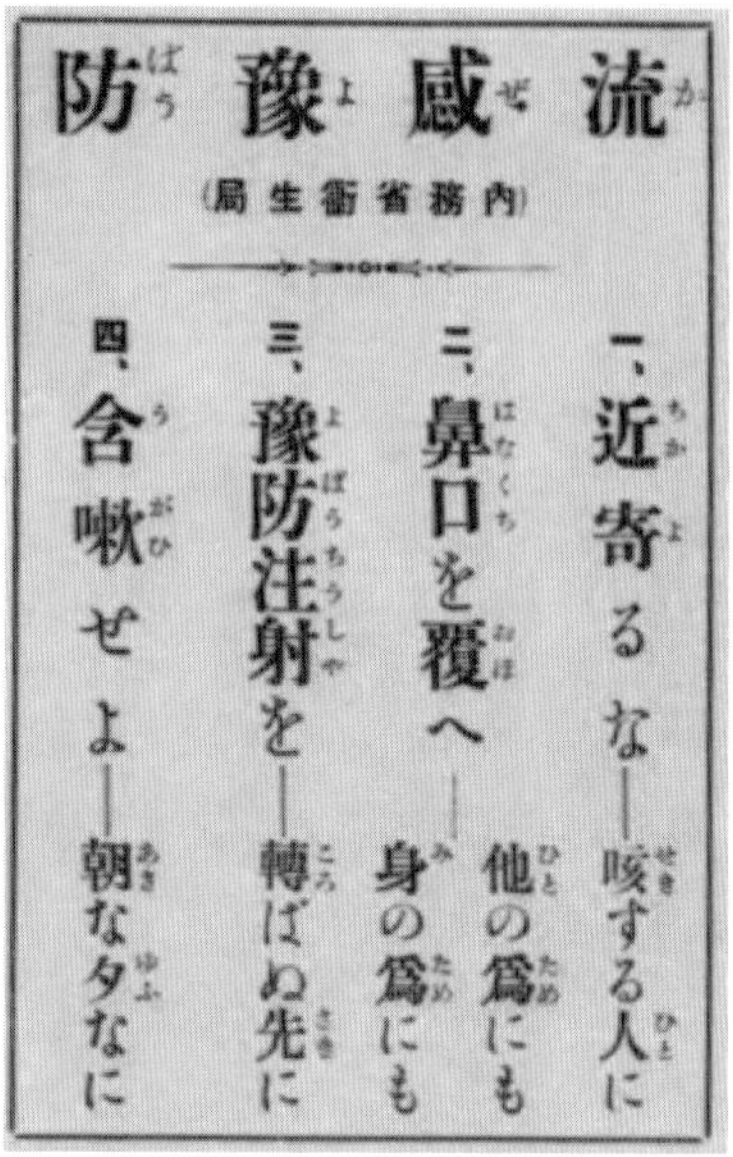

内務省のポスター
（内務省衛生局編「流行性感冒」内務省衛生局、1922年、国立国会図書館デジタルコレクションより転載）

「マスクをかけぬ命知らず」などである（左頁）。ちょうど１００年前の１９２０（大正９）年の啓発ポスターであるが、対策の内容は現在に通じることが興味深い。新型コロナの予防対策で重視されているマスクの着用が、日本では１００年前から予防対策の一つとして推奨されていたのである。

ＷＨＯ（世界保健機関）は１９４８年に設立されたが、それ以前の衛生に関する国際的な会議として、１９１９年にパリで開かれた「連合国衛生会議」というのがある。

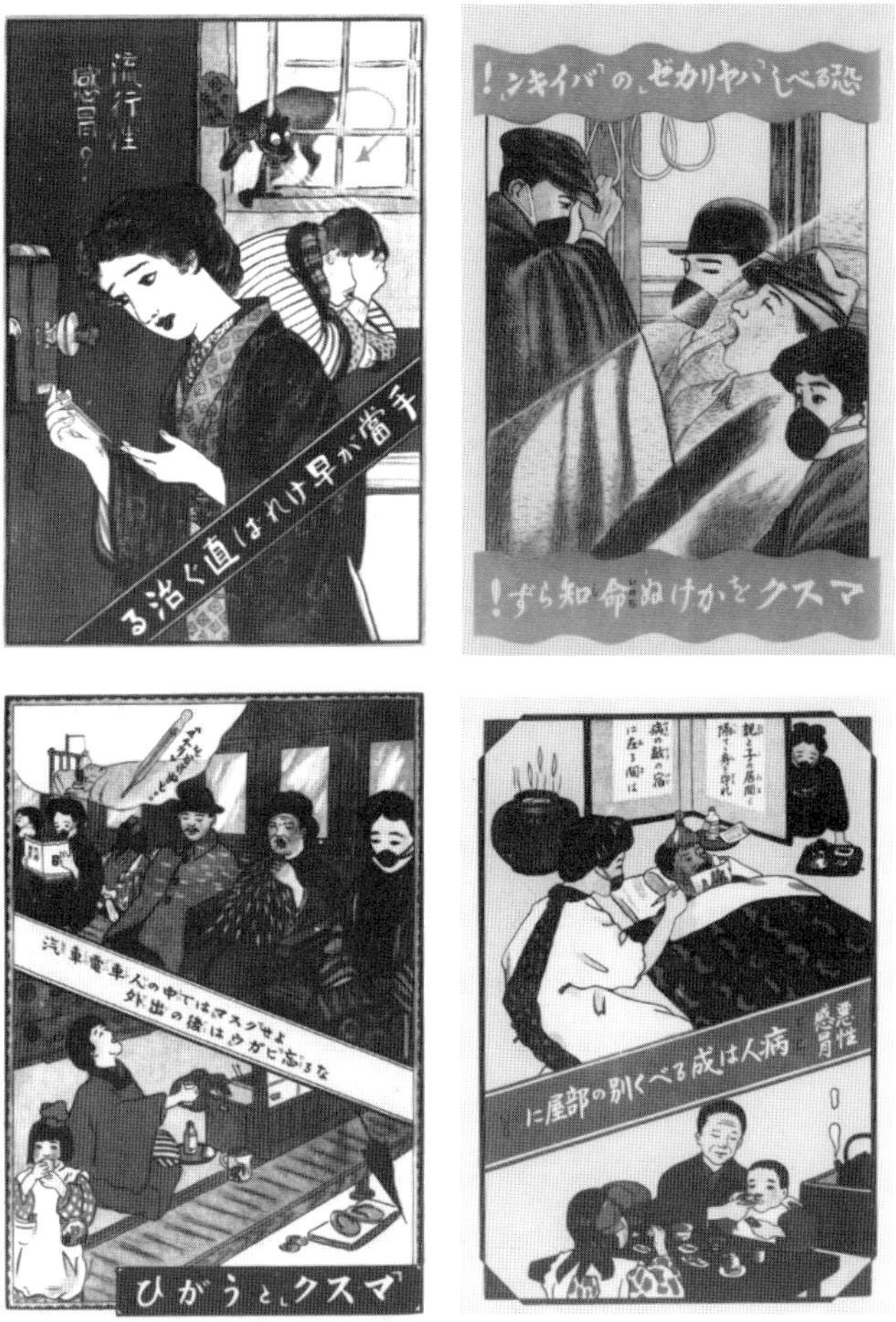

マスク着用、うがい、病人の隔離を促すポスター
（内務省衛生局編「流行性感冒」内務省衛生局、1922年、国立国会図書館デジタルコレクションより転載）

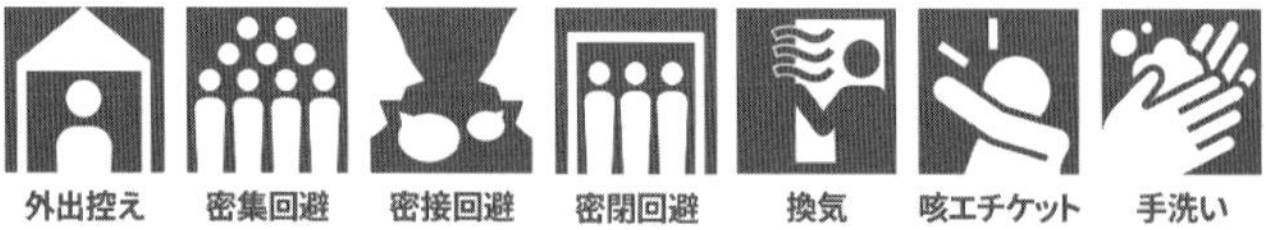

今回の「新型コロナ」でも「感染防止の３つの基本」として①身体的距離の確保、②マスクの着用、③手洗い、が呼びかけられた。
（厚生労働省「『新しい生活様式』の実践例 - 一人ひとりの基本的感染対策」より）

その会議で各国でのスペインかぜの流行状況が話し合われている。スペインかぜの流行は１９１８年春頃から始まり、20年に終息した。流行の第１波の春期は、比較的重症者は少なかったといわれている。続く第２波は夏から秋にかけて起こった。伝播・蔓延の状況は変わらなかったものの、重症者、なかでも肺炎の合併症が多かったとされている。ただ、何故爆発的な流行になったのか、病原性に変化があったか否かについては触れられていない。

　現在では、スペインかぜの「正体」がインフルエンザウイルスであったことが判明しているが、１００年前にはウイルスという概念は無かった。しかし、世界各国では、原因が分からないものの、臨床的な特徴、症状から、呼吸器系の感染症によるパンデミックという捉え方はしていた。勿論、現在のようにインフルエンザウイルスに対するワクチンによる予防や治療薬など、科学的、技術的にも「積極的な対策」という選択肢はなかったので、「流感の予防」策のような、いわゆる「消極的な対策」がされていたのである。

現在流行している新型コロナウイルス感染症については、未知の部分が多く、積極的な予防法も治療法も確立されていないのが現状である。したがって私たちは、今後も新しい感染症が出現するたびに、未知なる病原体の猛威に脅かされるのである。

インフルエンザはウイルスの変異性のために、ワクチンで感染を１００％抑えることはできない。新型コロナウイルスは、インフルエンザウイルスと同様にＲＮＡウイルスであり、遺伝子変異しやすく、消滅させることはきわめて難しい。私たちはインフルエンザと同様、ワクチンの活用も含め、新型コロナウイルスと賢く付き合って行くしかない。

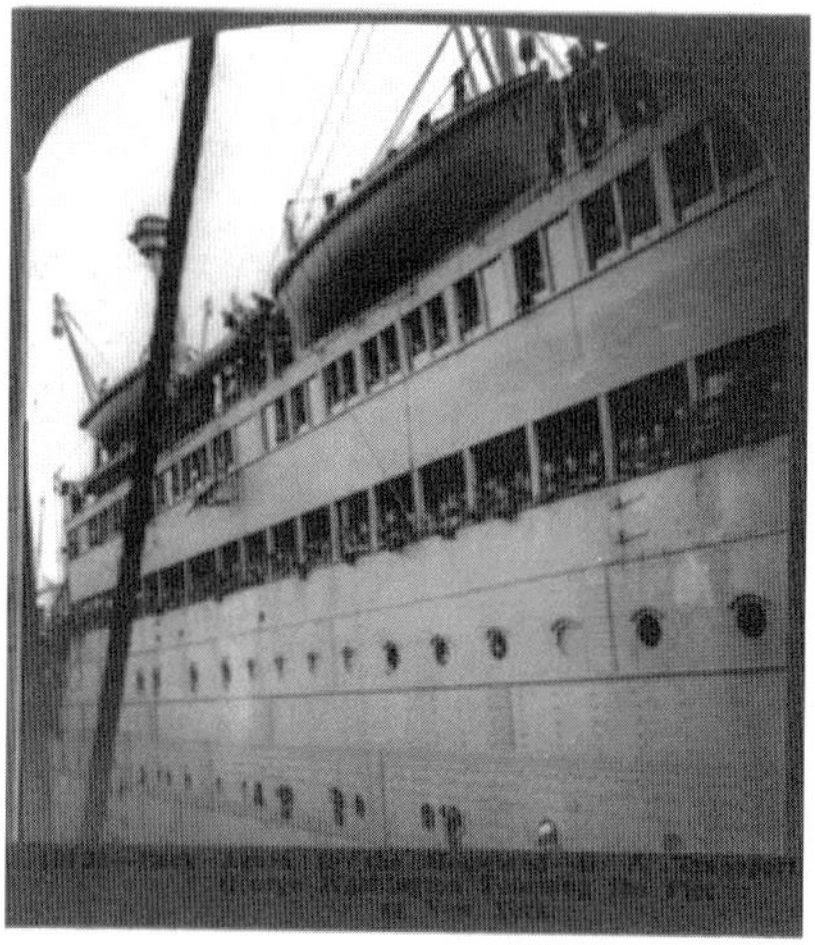

第一次世界大戦から帰還する兵士たち（このような大移動がスペインかぜがこれだけ広がる一因になったといえる）
（1919頃、Keystone View Co./Library of Congress Prints and Photographs Division, CC BY 4.0）

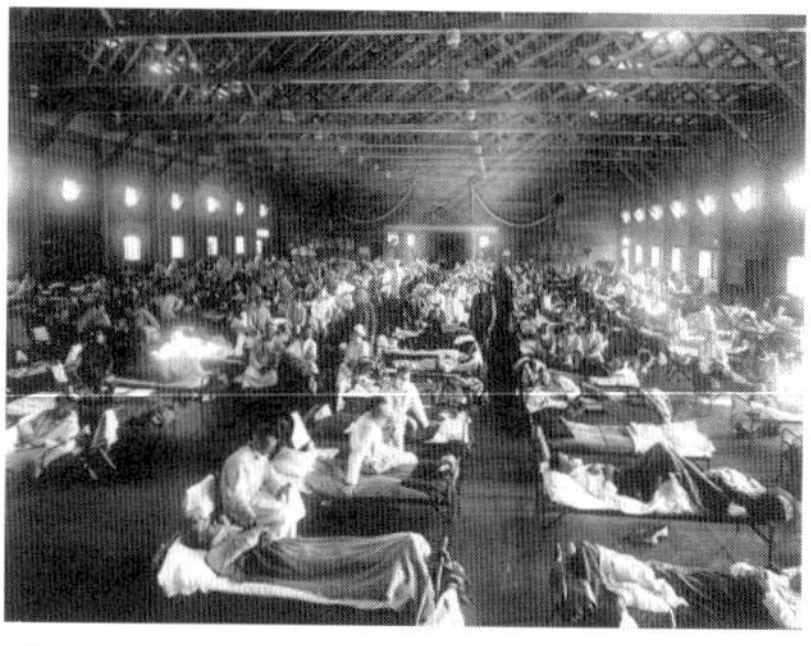

スペインかぜの患者であふれる陸軍病院
（1918年頃、米国。原典：Creative Commons　所蔵：National Museum of Health and Medicine）

第5章

感染災害〜COVID−19の戦略

細菌、ウイルスと感染症

人や動物が罹る感染症は主に細菌とウイルスによって引き起こされる。細菌とウイルスの最大の違いは、自分で増殖できるかできないかである。

細菌は、温度、栄養、水分などの一定の環境が整えば、細胞分裂を繰り返し、自分の力で増えることができる。細菌にとっての最適な温度は25～35℃である。多くの細菌は10℃以下の低温、あるいは60℃以上の高温環境では生きていけない。だから私たちが普通にやっている、食品を冷蔵庫で保存したり、煮て食べたりするのは、細菌（病原体）が生きられない（増えることができない）環境を作り出しているのであって理に適っている。

一方、ウイルスは、遺伝子と殻からなるもので、細菌と違って温度、栄養、水分などの一定の環境が整っていても、自分で細胞分裂を繰り返して増殖することができない。増殖に必要な材料も機材（自らを複製するための酵素）も持っていないので、そのすべてを宿主である我々人間や動物の細胞内から調達し、増殖を行うのである。人間や動物という宿主に入り込み、宿主の細胞内で増殖するほかないわけである。

ＲＮＡウイルスの厄介な特徴

ウイルスが宿主に入り込んでから、どのように増殖するかは、ウイルスの種類によって若干異なってくる。ウイルスには大きく分けて、ＤＮＡウイルスとＲＮＡウイルスの2種類がある。このＤＮＡとＲＮＡは核酸と呼ばれ、どちらも細胞やウイルスが増殖するための遺伝情報である。

ＤＮＡウイルスは二本鎖構造のＤＮＡ（デオキシリボ核酸）を持ち、それぞれの鎖が互いの遺伝情報を相補的に修復することが可能なため、比較的安定して、世代を超えて遺伝情報が伝わるという特徴がある。１９８０年にＷＨＯから撲滅宣言が出された天然痘の病原体は天然痘ウイルスであり、角結膜炎や帯状疱疹などを起こす病原体はヘルペスウイルスであるが、このいずれもがＤＮＡウイルスに分類される。

一方、ＲＮＡウイルスはＤＮＡウイルスのように安定性の高い二本鎖構造とは異なり、相補的にバックアップ役を果たす対となる鎖がない一本鎖構造のＲＮＡ（リボ核酸）を持つため、宿主の中でＲＮＡを複製する際に、正確に同じ遺伝情報を再現（コピー）する確率が低くなってしまうという特徴がある。その代表がインフルエンザウイルスであり、現在も猛威を振るっている新型コロナウイルスである。このように完全なコピーができず、少し異なる形で遺伝子が複製されることを遺伝物質（遺伝情報）の「突然変異」という。この変異を起こしやすいというＲＮＡウイルスの特徴が、感染予防のためのワクチンや治療薬の開発にも影響を与えることになる。

私たち人間の体には、ウイルスや細菌などの病原体（抗原）を認識して、それら病原体の攻撃から体を防御する「免疫システム」が備わっている。この免疫システムは、一度感染を経験した〝病原体の姿や形〟を覚えておいて、再びその病原体が侵入してきたときに、直接あるいは間接的に排除する仕組みである。

ワクチンは、この免疫システムを利用して効果を発揮するよう作られている。ところが、ＲＮＡウイルスは突然変異を起こしやすいため、免疫システムが働かずに、監視の目をすり抜けて入り込み、再び体内で増殖することがある。ウイルスの変異は、大なり小なりのインフルエンザ流行が毎年繰り返される要因の一つといえる。

感染力や病原性が強いウイルスであれば、世界的な大流行や、非常に多くの方が死亡するなどの〝感染災害〟につながることもある。過去に知られる世界的な大流行としては、１９１８年の「スペインかぜ」、１９５７年の「アジアかぜ」、１９６８年の「香港かぜ」がある。特に、スペインかぜによる死者数は、全世界で４０００万人ともいわれている。なお、新型コロナウイルスによる世界の累積死者数は２０２１年４月現在３０１万人とされている（ＮＨＫ特設サイト「新型コロナウイルス」より）。

前章で述べたように、このスペインかぜの原因が、実はインフルエンザウイルスによるものだったということが、近年、遺伝子解析の結果で明らかになっている。ペストなどの細菌は、光学顕微鏡が開発され、観察することが可能になると、様々な対策が取られるようになった。しかし、ウイルスについては、電子顕微鏡が開発されて初

細菌、ウイルスによる主な感染症

●**細菌による感染症**
百日咳、ジフテリア、コレラ、ハンセン病、細菌性肺炎（肺炎球菌、インフルエンザ菌、黄色ブドウ球菌などによる）、破傷風、腸チフス、結核、ペスト　など

●**ウイルスによる感染症**
インフルエンザ、ヘルペス、水疱瘡、天然痘、かぜ、HIV/エイズ、麻疹（はしか）、流行性耳下腺炎（おたふくかぜ）、狂犬病、デング熱、日本脳炎　など

めてその存在自体が確認できるようになったのであり、ウイルス感染症研究の歴史はまだ浅い。ざっと60年ほど遡るが、私が学生だった時代には、「ウイルス学」という学問や教科はなく、ましてやＤＮＡ、ＲＮＡという核酸の概念もなかったのである。

人に感染するコロナウイルス

コロナウイルスは、インフルエンザウイルスと同じＲＮＡウイルスの仲間であるが、いわゆる風邪のウイルスとして４種類、重症肺炎ウイルスとして２種類（ＳＡＲＳ《サーズ》とＭＥＲＳ《マーズ》）が知られている。それぞれ症状も感染経路も異なる。また、これまでに人間を含め様々な動物から、数多くのコロナウイルス科に属するウイ

ルスが発見されており、これらを総称して「コロナウイルス」と呼ぶ。

一般にコロナウイルスに感染すると、風邪を引き起こし、高熱を出すことがある。しかし、多くの場合は軽症で、致死率もそれほど高くなく、きわめて日常的な感染症の一種といえる。

ウイルスの自然宿主

２００２年に中国広東省で発生し、その年の11月から翌年の夏にかけて約30の国や地域に拡大したコロナウイルス感染症として、ＳＡＲＳ(重症急性呼吸器症候群：サーズ）がある。コウモリのコロナウイルス（ＳＡＲＳ−ＣｏＶ）が人間に感染し重症肺炎を引き起こす感染症で、致死率は９・６％であった。今回の新型コロナウイルス感染症（ＣＯＶＩＤ−19）による感染症とは異なり、症状が非常に激しく、感染者を見つけやすかったこともあり、結果的には大きく拡がることは防げた。

また、ＭＥＲＳ（中東呼吸器症候群：マーズ）は、ヒトコブラクダにかぜ症状を引き起こすコロナウイルスの一つ（ＭＥＲＳ−ＣｏＶ）による感染症で、種の壁を乗り越えて人間に感染し、重症肺炎を引き起こすと考えられている。最初の感染者は２０１２年にサウジアラビアで発見された。これまでに世界27ヵ国で約２５００人の感染が確認され、致死率は34％であった。

いずれのコロナウイルス感染症も再びの流行は見られていない。ウイルスは宿主が死ねば自分も死ぬ。ＳＡＲＳやＭＥＲＳは病原性が強かったため、宿主を倒してしまった。いわば共倒れしたため、感染を拡大（自己増殖）することができず、〝繁栄〟には至らなかったということになる。

季節性のＡ型あるいはＢ型インフルエンザは、致死率だけ見れば０・１％くらいで病原性は低いが、感染力が強く、多くの人々に感染を拡げる。結果的には、全世界のインフルエンザによる死亡者数は年間29〜65万人に達している。

一方、狂犬病ウイルスは人を含めすべての哺乳動物に感染し、発症後は有効な治療法もなく死に至る大変恐い感染症である。ところが、狂犬病ウイルスはコウモリに感染しても発病はしない。この場合のコウモリのような野生動物のことを「自然宿主」という。病原体の自然貯蔵庫のようなものである。

自然宿主と人間との何らかの接触を介して、普段であれば関わりの無いウイルスが、人間の生活の中に入り込んでくることがある。そうなると感染が広がることにもなる。今回の新型コロナについては、今のところ、その感染経路ははっきりとは分かっていないが、コウモリが自然宿主になったという説もある。ただ、それ以外の動物が宿主として介在している可能性もあり、今後の疫学調査等による解明が待たれる。

ウイルスの感染力は、感染拡大に大きな影響を与える。季節性インフルエンザの場合、通常１人の感染者から１・３人へ感染するとされている。この１人の感染者が次に感染させる平均人数のことを、病原体の「基本再生産数」といい、その数値が１より大きければ感染は拡大を続けることになる。

変異し宿主と共存する賢さ

新型コロナウイルスは、１人の感染者が2〜3人くらいに感染させるといわれている。決して感染力が強いウイルスだとはいえないが、インフルエンザウイルスに比べれば感染力は強い。また、インフルエンザのように最適な治療薬がなく、ワクチンもまだ行き渡っていないために怖がられているのであろう。

先に述べたように、ウイルスは人間や動物の細胞から材料をもらわなければ増殖することはできない。そのためウイルスは、自分自身が生き残るために宿主を殺さないように（病原性が弱くなるように）変異している可能性があり、人間からすればありがたいことかもしれない。しかし、変異することで、病原性が強くなることもある。

欧米では新型コロナの感染者が非常に多く、多くの死者が出ている。これに対し、日本ではロックダウンもせず、なぜ新型コロナ感染者が少ないのか、様々な意見があるが、はっきりとした答えは出ていない。京都大学ｉＰＳ細胞研究所の山中伸弥教授はその原因をファクターＸと呼称し、①マスク等の基本的感染対策、②国民の行動自粛、③遺伝的差異、④交差免疫、⑤クラスター重視の対策――をその候補に挙げている。さらに、ウイルスそのものの差や人種差というよりも、生活習慣の違いが大きく影響しているという可能性も指摘している。例えば、日本人は家の中では、履き物を脱いで生活している。手洗いなどの衛生的な生活習慣も定着している。

また、日本語は英語や他の言語に見られる破裂音が少ないため、飛沫を飛ばす発音が少ないともいわれている。言葉を発する際の風圧が比較的低いことは、実験結果からも示されているが、解明されるまでには至っていない。

いずれにしても、前述のＳＡＲＳやＭＥＲＳを含め、多種多様なコロナウイルスがあるなかで、新型コロナは、〝賢い〟かつ〝狡猾〟であり、簡単には「宿主を倒さないウイルス」に変異しているのではないか、という印象を持っている。

現在流行している新型コロナについて、メディア報道によって多くの人々は、必要以上に〝恐い感染症〟と認識しているのではないだろうか。やはり、感染症に対しては、「正しく恐れ、正しく対処する」ことが肝要である。

新型コロナウイルス治療の現状

わが国を含め、世界各国で新型コロナに対する治療薬やワクチンの開発が進められている。ただ、いまは「特別な治療薬は無い」というのが現状で、既存の医薬品を用いた薬物療法が行なわれている。既に2020年3月以降、厚生労働省研究班による「新型コロナウイルス感染症診療の手引き」（以下「手引き」という）が作成・更新され、重症度の評価指標と対応の仕方、薬物療法の考え方などが示されている。

通常、医薬品は、何年もかけて動物実験等を重ねたあとに、実際の人での安全性と有効性（効果）を検証（治験）した上で、この疾患の、この状態に対して使うという「適応」が定められ、初めて医薬品として認められる。

しかし、今回の新型コロナウイルスは、突然現れ、急速に世界を席巻したものであり、これに適応する医薬品を初めから普通に開発していたのではあまりに時間がかかってしまう。そこで、当面は既存の病気に使われている医薬品の中で、新型コロナに対して何らかの治療効果が期待されるものを使う「適応外使用」が模索された。その中で、適用の可能性が高い医薬品として、２０２０年5月にエボラウイルス感染症（かつて「エボラ出血熱」と呼ばれた）の治療薬として開発されたレムデシビル（ＲＮＡ合成酵素阻害薬）が特例承認、つまり通常の承認ルールに則らずに承認された。

とはいえ、現実には新型コロナを対象にした治験が行なわれてきたわけではないので、適応可能性が高いと思われる医薬品を、実際の新型コロナ患者に使う際には、一定の〝指針〟が必要になる。２０２１年2月に、日本感染症学会が「ＣＯＶＩＤ−19に対する薬物療法の考え方　第７版」（以下「指針」という）をまとめており、先ほどの「手引き」でも、この指針を参照するよう推奨している。「指針」には、海外の文献や国内外の実績をもとに、治験中のものを含め、①抗ウイルス薬としてレムデシビル、ファビピラビル、抗体治療薬（回復者血漿、高度免疫グロブリン製剤、モノクローナル抗体）、②免疫調整薬・免疫抑制薬としてデキサメタゾン、バリシチニブ、

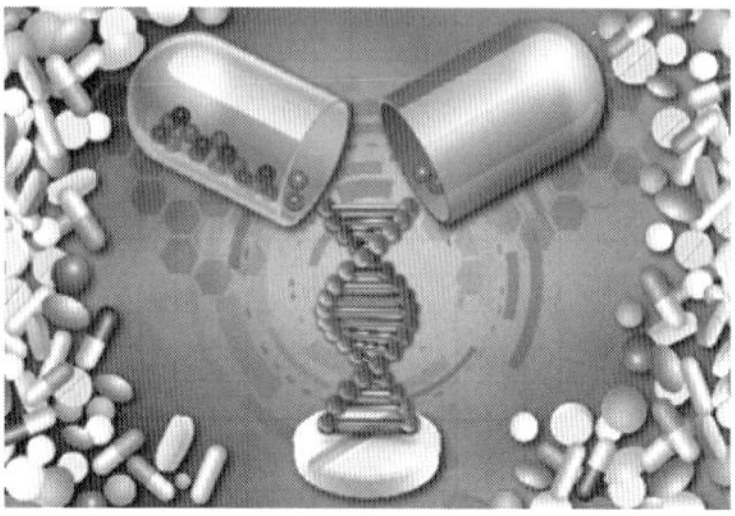

（出典：National Human Genome Research Institute(NHGRI), genome.gov）

トシリズマブについて記載されている。

いずれも、新型コロナ患者に使いながら、期待される効果、あるいは副作用がどの程度かなどを見ながら、新たな知見を積み上げている状態である。

新しい生活様式と日常

現状ではすぐに新型コロナの治療薬を開発することは難しいことから、予防対策が重要視されている。日常的な手洗い、うがい、人との距離をとる、マスクをするなどの対策とともに、ワクチンに期待が寄せられ、世界的な製薬会社等での急速な開発が進められ、各国で接種体制の構築が図られている。

感染症の中でも、例えば「はしか」は、一度罹ったら二度と罹らない病気の一つである。「ＲＮＡウイルスの厄介な特徴」で前述したように、人の身体の中には、感染症に一度罹ったら体内にその病原体（抗原）に対する抗体ができ、次に同じ病原体が侵入したときには、免疫担当細胞がそれを察知して攻撃、防衛するという仕組みがある。それが免疫という考え方で、ワクチンによる感染予防という仕組みが成り立っているのである。

しかし、最近、多くの回復者がいるなかで分かってきたことが、新型コロナでは一度感染しても免疫が成り立たないのではないか、ということだ。もしくは、免疫が維持できる期間が非常に短いのではないかということ。要するに、同じ人が二度も三度も罹ってしまう可能性がある。予防という面では、別の戦略を考えなければならないかもしれない。

この「なぜ免疫がすぐ消えてしまうのか？」「なぜ抗体が消えてしまうのか？」という得体の知れなさが新型コロナにはある。まだまだ未知のことばかりで、今までの常識の枠外で考えないと解決できないようにも思える。

現時点では、新型コロナを「叩き潰す」というのではなく、いかに「ｗｉｔｈコロナ」で過ごすかということが現実問題として重要ではないかと思える。

ワクチンは100%効くわけではない

私たちにとって一番馴染みのあるワクチンといえば、多くの人が毎年冬に注射してもらうインフルエンザワクチンではないだろうか。ただ、ワクチンを接種しても、インフルエンザに罹る人がいる。そのため皆さんも、「半分効けばいい」というように思ってはいないだろうか。

先に述べたように、インフルエンザウイルスというのは、新型コロナと同じRNAウイルスの仲間で、変異を起こしやすい。つまり、頻繁にその姿、形を変えている。ウイルスの本質的な部分（遺伝子本体）に大きな変化が起こるのではなく、その表面構造がちょっと変わってしまうだけだが、私たちがワクチン接種により得たはずの「免疫システム」が、肝心のウイルスの姿形がちょっと変わってしまったために認識できず、ウイルスを攻撃できなくなってしまうことがある。せっかく事前にワクチン接種してインフルエンザの流行に備えていても、結果としては効かなくなってしまうのである。そういう意味では、インフルエンザウイルスは人間社会のなかで、したたかに生き残っているのである。

一方、ウイルスの中にも、ワクチンによってかなり発症が抑えられるものもある。日本脳炎やデング熱などは、蚊が媒介しているので、以前に比べ、水田の水管理やボウフラ対策などの環境整備が進んだこともあるが、ワクチン対策が奏功したと考えられる。

また、Ａ型肝炎やＢ型肝炎のウイルスは、人から人へも感染する。特にＢ型肝炎は母親から子供へと出産時に感染（母子感染）するが、ワクチンが開発されている。このウイルスは変異が少ないことから、十分に効果を発揮している。

ワクチン選定は〝株屋〟の予想⁉

インフルエンザワクチンは、流行期の大体半年ほど前にその期の流行株を予想して製造する。どのように流行株を予想するかというと、日本で流行するインフルエンザは大抵、中国奥地あたりが主な発生源であるので、毎年その辺りの動物（自然宿主）の広がりなどを現地調査し、さらに多角的なデータを持ち寄って、〝株屋〟みたいに予想するのである。

現在急速に開発が進められている新型コロナに対するワクチンは、従来の考えとは異なる仕組みに着目した新たなタイプのワクチンだが、いずれ従来型のワクチンも開発される可能性があると考えている。その場合は、インフルエンザワクチンを製造するのと同じような過程を踏む可能性はある。ただ、新型コロナも起源が中国だと言われているが、未だ正確なことは分かっていないため、実際にはインフルエンザの流行のように予想することは難しいかもしれない。

インフルエンザの場合は、毎年、世界で感染者数が何百万人も発生し、そのうち死者数も何十万人に達するというレベルである。国、政府としても、これまでの知見から、ある程度はワクチンで予防できるため、ワクチンによる予防策を推奨している。ところが、新型コロナの場合は、ワクチンによる免疫が成り立たないとも言われており、個人的にはワクチンによる予防対策には疑問をもっている。

もし、新型コロナに感染しても症状の軽い人が多ければ、ワクチンで予防する必要もないだろう。しかし、インフルエンザワクチンのように半分くらいしか効かなくても、いやそれが３割程度であってもワクチンを作るべきだという考え方の人はいる。その一方で、ワクチンには頼らないという考え方の人もいる。考え方はそれぞれかと思っている。ただ、皆が感染し免疫を持ってしまえば、皆がワクチンを打ったのと同じような状況になるとはいえる。

ワクチンは既に実用段階にはあるが、その適用にあたっては、どういう人がハイリスク者なのかなど、そのあたりの条件がもう少し鮮明になる必要はあると思っている。インフルエンザワクチンでも、ウイルスが変異を繰り返すため、ワクチン開発もいたちごっこのようになっているのが現状である。既に新機序によるワクチン開発が進められているが、ポリオ、はしかと同様の効果は期待できないと思っている。

病原体を正しく知って、正しく怖れる〜おわりに代えて〜

季節性インフルエンザは日本でも感染者が毎年1000万人いると言われ、インフルエンザによる死亡者は年間2000人近くになるときもある。そして、私たちはそういう状況を受け入れ、そういう状況に馴染んでいる。たとえ〝50％の確率〟とはいえインフルエンザのワクチンがあり、何種類かの抗インフルエンザ薬もある。このように感染前後の対応策があるため、皆、インフルエンザに罹ったら、ましてインフルエンザで亡くなったら「運が悪かった」と思うのではないか。

いま、新型コロナが恐れられているのは、感染率や死亡率が極端に高いからということではなく、まだその実態が明らかになっていないからである。それで不安に駆られている。そして、インフルエンザのように治療薬が確立されていないということが、さらに人々を不安にさせているのだと思う。

私たちは、そのなかでも生きて行かなければならない。至極一般的なことではあるが、睡眠を充分にとり、適度な運動をするなど、病原体に対して強い身体でいる必要がある。新型コロナに限らず、この世界から病原体を完全に排除することはできない。しかし、「病原体」を排除するなどということは、生物全体からみれば不遜な考えであるだろう。上手に共存していく社会を作り上げる必要があると思っている。

また、抵抗力の弱い高齢者には、それなりに注意を払っていくしかないと思うが、上手に付き合い、免疫を獲得していく必要があると思われる。自分自身が、まさに高齢のハイリスク者であり、他人事ではないのだが、それらのリスクも含め、病原体と上手く生きていくことが大切だと思っている。言葉を選ばずにいえば、軽く感染することが、「ＷＩＴＨコロナ」ということだと思う。

80数年生きてきた知恵、微生物や細菌学をやってきて辿り着いた考えは、今回の新型コロナウイルスを含め、病原体を「正しく知って、正しく怖れる」ということに尽きる。病原体を世界から排除することなどできないし、してもよいことなのかどうか。人間が傲慢になってはいけないと強く思っている。

中村明子（なかむら　あきこ）

〔現職〕東京医科大学 兼任教授（微生物学）
特定非営利活動法人栄養衛生相談室 理事長
一般社団法人感染対策アドバイザー協会 代表理事

共立薬科大学を卒業後、国立予防衛生研究所（現国立感染症研究所）に就職。同研究所細菌部室長、東京大学医学部客員研究員、共立薬科大学理事・客員教授・特任教授（感染症）、慶應義塾大学薬学部客員教授を経て現職。

腸内細菌の病原性および腸管感染症の疫学研究に従事するなか、学校給食の現場で起きた「O157 集団食中毒」に遭遇。「食中毒の研究をしていながら子供の死を防げなかった」と悔やみ、以降 20 年以上、学校給食における衛生管理の指導に尽力。また、新型コロナウイルス禍を背景に、イベントや各種試験会場等の衛生管理指導も行っている。さらに 2020 年に発足した感染対策アドバイザー協会では、『感染対策アドバイザー』の育成、感染防止対策に関する情報提供などを進めている。

オウムと731と新型コロナ
時代の証人がみたバイオテロの真相

2021 年 9 月 10 日　第 1 刷発行

著　　者　中村　明子
発　　行　株式会社薬事日報社（https://www.yakuji.co.jp）
　　　　　東京都千代田区神田和泉町 1 番地
　　　　　電話 03-3862-2141
装　　丁　ファントムグラフィックス株式会社
印刷・製本　株式会社日本制作センター

ISBN978-4-8408-1562-8